VIVIENDO EN PLENITUD

La menopausia como oportunidad de transformación

VIVIENDO EN PLENITUD

La menopausia como oportunidad de transformación

Celina Ganuza

Nota a la Lectora

Desde siempre me ha interesado saber el final de las historias antes de comenzar con la lectura de un libro. Por ello, me tomo la libertad de adelantarme y decirte que se puede vivir plenamente cada etapa de la vida, incluso la que viene después de la menopausia, si así lo decide cada persona, si así lo decides tú.

Ingresé al mundo de las terapias holísticas antes de que comenzara mi perimenopausia. Tuve algunos años para equilibrar varios de los desequilibrios en mí, partiendo de una situación sentimental en la que mi mente, corazón y útero estaban muy involucrados. Mi proceso de perimenopausia comenzó sutilmente, aunque debo confesarte que en ese momento no contaba con las herramientas y conocimientos que poseo hoy.

Adicionalmente, al haber crecido en un hogar donde no existían los dramas ni las quejas, donde tampoco escuché frases hirientes o despectivas relacionadas con el proceso de envejecimiento, no era una situación que me angustiara o que me causara desesperanza, frustración o miedo. Viví mis últimos años de esta etapa o de la perimenopausia y experimenté mi menopausia ya preparada, gracias a las terapias femeninas, en las que aprendí sobre la ciclicidad y los arquetipos femeninos, y me comprometí a trabajar en beneficio de otras mujeres y en la conexión con la energía sagrada femenina.

Al tener amigas y pacientes que estaban entrando en esta fase de transición, noté que muchas no querían hablar mucho sobre el tema. Algunas, una vez que se mencionaba la menopausia, comenzaban a quejarse sobre su proceso y cada dolor o malestar que surgía, así como su deseo de que esa etapa terminara. Otras tenían incertidumbre y se preguntaban qué ocurriría después, y si las creencias que tenían al respecto eran verdaderas.

Además, algunas estaban ansiosas por aprender más sobre el tema, escuchar o leer sobre experiencias que les permitieran vivir mejor el presente y el futuro. Por eso, decidí comenzar a hablar sobre el tema ya en mis primeros años de postmenopausia. Impartí algunos talleres presenciales y finalmente me embarqué en la creación de este libro que tienes en tus manos, basándome en mi visión personal y mi experiencia. Además, en mi familia, mi mamá y varias tías vivieron más de 40 años después de sus menopausias con una buena calidad de vida, y aún tengo algunas primas que llevan alrededor de 25 años en la postmenopausia. Como mencioné antes, no soy médica de formación, a diferencia de mi padre, pero soy una mujer y terapeuta holística con una visión integral que considera a los seres humanos como entidades con un cuerpo físico, mental, emocional y espiritual. Somos energía manifestada en conexión con todo y con el Todo. Somos Uno, o, si prefieres, Una.

A partir de esta perspectiva, este libro proporciona información concisa sobre muchos de los cambios y manifestaciones que ocurren en nuestros diferentes cuerpos durante esta etapa. Además, comparto recomendaciones y herramientas que están al alcance de la mayoría de las mujeres que tengan acceso a este libro, para que puedan transitar de manera más efectiva por los años de perimenopausia y los primeros años de postmenopausia, sin descartar la importancia de contar con la guía de un profesional de la salud en quien confíen, ya sea en la medicina alopática con fármacos, la medicina integrativa o los terapeutas holísticos.

Para concluir, te invito a dar un paso adelante, a transformar tu vida, a visualizar o planificar la vida que deseas después de la menopausia y a trabajar en hacerla realidad. Incluyo además dos maneras de comenzar este proceso: una meditación y un tablero de sueños. También presento brevemente la biografía de mujeres que han vivido varios años después de la menopausia y han continuado desarrollando sus sueños y su misión de vida, para que puedas tomarlas como fuente de inspiración.

DEDICATORIA

A todas las mujeres que están despertando y desean vivir plenamente su camino hacia la menopausia y más allá de ella.

AGRADECIMIENTOS

A la Divinidad y a la gran Madre por guiarme en mi camino.

- A mis padres, por haberme concedido la libertad de elegir y ser yo misma.

- A mis mentoras y, sobre todo, a Miranda Gray, así como a mis compañeras de camino como Moon Mother ®, en especial a Nubia Lazo, Vanessa Castro y Elke Dona Dío, por compartir su sabiduría y sororidad.

- A mis clientas y pacientes que han compartido sus situaciones de salud y han confiado en mí.

- A mis amigos y familiares cercanos que siempre me han brindado su apoyo.

- A Micaela, Valeria y al equipo de Autores con Propósito por su colaboración en la creación, diseño y desarrollo de este nuevo proyecto creativo.

Contenido

CAPÍTULO 1
ANTECEDENTES

1.1. ¿Quién soy?

Mi primera menstruación llegó a los 10 años, en una época en la que no se hablaba públicamente del tema, a una edad que prácticamente ninguna de mis amigas había alcanzado. Estudiaba en un colegio católico y mis padres, ambos dentro del gremio médico, es decir, mi mamá enfermera que me dio a luz a sus 43 años, y mi papá médico especialista que cumplió 50 el año en que nací.

Justamente cuando llegó mi menstruación, me asusté, ya que no tenía mucha información y pensé que algo andaba mal en mí, que estaba enferma. Mis padres se limitaron a proporcionarme información básica y revistas médicas con datos. No fue un momento esperado, y debido a su irregularidad al principio, no tuve una buena relación con la menstruación.

Pasé varios años con dolor y la sensación de no tener control, viviendo como la mayoría de las mujeres, sin entenderla, tratando de ocultarla y deseando que nadie se diera cuenta de que estaba menstruando, sobre todo en días en los que no podía descansar o detenerme porque tenía que ser productiva cada día. Siendo la típica «hija del padre», fui a la universidad, me gradué como arquitecta y luego decidí ir más allá, estudiando una maestría fuera de mi país natal. Fue en esta etapa donde tuve hijos, es decir, hijos creativos.

Fue debido a la necesidad de definir una relación sentimental que toqué fondo, lo que me llevó al mundo de las terapias holísticas, específicamente al Reiki. Primero como paciente y al recibirlo en la Escuela Reiki de El Salvador, vi los resultados en mi propia vida: hubo una definición en mi relación y nos separamos. También observé los resultados en otras personas que llegaron a sanar. Así que acepté la invitación que me hicieron para formarme como terapeuta, y finalmente obtuve el título de Máster o Maestra Reiki.

Esto marcó un gran cambio en mi vida. Había encontrado mi misión, que era sanar a otras personas desde una perspectiva diferente a la de mis padres. No se trataba de heridas físicas, sino del dolor emocional y la necesidad de encontrar paz, armonía y amor. Además, sané diferentes aspectos de mi vida, lo que equilibró mi ciclo menstrual. Con el tiempo, empecé a buscar respuestas a las preguntas de mi ser femenino. En ese entonces, no era completamente consciente, pero ya estaba empezando la perimenopausia.

Fue entonces cuando descubrí el libro *Luna Roja* de Miranda Gray, una autora británica que fue pionera en hablar no solo de la menstruación, sino también de las cuatro fases del ciclo menstrual y los arquetipos femeninos: la doncella, la madre o reina, la hechicera y la anciana sabia.

Con esta lectura, comencé a conocerme más como mujer menstruante, a comprender los procesos femeninos de manera natural y a tener el sueño de formarme con ella como terapeuta, es decir, como Moon Mother®. Fue en 2017, a los 51 años, cuando Miranda vino a Centroamérica y vi la oportunidad de tomar el primer nivel de ese camino hacia el despertar de la energía femenina. Para ese momento, ya estaba en los años previos a la menopausia.

Siendo practicante de Reiki y otras terapias energéticas para mujeres, manteniendo una práctica de meditación constante y habiendo cambiado mis hábitos alimenticios, eliminando carnes y lácteos, e incorporando derivados de la soya, así como consumiendo más frutas y verduras, junto con mi creciente conciencia de mi ciclo menstrual, continuando mi formación como Moon Mother®, hizo que la transición de ser una mujer fértil a una mujer que ya no menstruaba se diera de manera más equilibrada.

Mi menopausia llegó cuando casi tenía 53 años. Fue una sensación de entrar en una etapa de sabiduría y plenitud, y la necesidad de ayudar a otras mujeres se intensificó. Además, influyó el hecho de que un año después, mi madre falleció. Ella había sido mi gran referencia y vivió su menopausia cuando yo tenía solo diez años. Las siguientes décadas de su vida las vivió de manera plena, incluso cuando, a los 89 años, le diagnosticaron cáncer de estómago. Decidió seguir un protocolo de atención con medicina biológica holística, y yo también formé parte de su equipo de tratamiento como su terapeuta de Reiki. Sobrevivió siete años con una buena calidad de vida.

Basándome en mi experiencia como hija de una mujer con cáncer y como su terapeuta de Reiki, decidí plasmar esta experiencia en mi primer libro titulado *Usando Reiki para sanar a mi mamá con cáncer. Guía práctica de cómo puedes hacerlo tú también.* Con ello, contribuí a que más mujeres conocieran los beneficios de las terapias holísticas en sus vidas y en las de sus familias.

Un año después de este lanzamiento, decidí jubilarme de mi empleo como arquitecta especialista en patrimonio construido y enfocarme en cumplir mi misión de vida a través de mi emprendimiento, Celina Ganuza Bienestar Femenino, no como una actividad secundaria, sino de manera profesional.

Aunque sigo en proceso de construcción, desde hace varios años brindo terapias holísticas para mujeres, realizo talleres en colaboración con otra compañera en el camino espiritual, como parte de la Bendición Mundial del Útero y la Carpa Roja de El Salvador. Estoy creando una estructura virtual con la guía de varios mentores para llegar a más mujeres en todo el mundo y ayudarlas en sus procesos de transformación para que vivan plenamente sus vidas.

Soy Celina Ganuza, una mujer caminante, creativa, autora, terapeuta holística, viviendo plenamente mis primeros años después de la menopausia.

1.2. ¿Por qué escribí este libro?

Mientras transitaba mi camino de crecimiento personal durante mi climaterio, siendo una terapeuta de mujeres, y al recibir preguntas, creencias y comentarios de algunas de mis pacientes y amigas que estaban en su perimenopausia o postmenopausia, me di cuenta de la necesidad de abordar la menopausia de manera abierta. Sentí la necesidad de compartir experiencias y de proporcionar información sobre esta etapa de la vida desde una perspectiva holística, ya que somos un conjunto de cuerpo, mente, emociones y espíritu. No solo quería ofrecer datos de estudios médicos o información científica que pudiera resultar incomprensible.

Por tanto, decidí escribir este libro, el cual contiene información accesible. En él, comparto datos de bibliografía consultada, pero también incorporo mi experiencia personal y mi práctica profesional. Mi objetivo es llegar a todas las mujeres que estuvieran buscando respuestas para poder transitar por estos años que pueden resultar turbulentos. Quiero que Sepan que existe la posibilidad de crear y diseñar la vida más allá de la menopausia, derribando creencias que han generado desconocimiento, ansiedad y malas experiencias.

Capítulo 2
Reinicio o final de la vida: la menopausia

2.1. Mitos y creencias sobre la menopausia

Estas son algunas de las creencias en torno a la menopausia, que la mayoría de las personas considera ciertas, aunque en realidad no lo son. Estas creencias condicionan e influyen en la vida cotidiana y las he escuchado a lo largo de los años:

- La menopausia es una enfermedad.

- No podemos hacer nada para reducir los síntomas.

- Esa mujer está tan enojada y de mal humor porque ya está en la menopausia.

- Ser una mujer en la menopausia es sinónimo de ser una mujer fea, vieja e inútil que está al final de su vida.

- Se acabó el sexo.

Además de otros mitos que generan temor, como el síndrome del nido vacío y la angustia que provoca, que surge de la creencia de que una mujer que ya no es madre ya no tiene ninguna otra función. Y, por otro lado, se ha asociado el término menopausia con la locura, la promiscuidad y la brujería.

2.2. Definiendo la menopausia

La menopausia (término que proviene del griego *mens*, que significa «mensualmente», y *pausi*, que significa «cese») se define como el cese de la menstruación y tiene correlaciones fisiológicas con la disminución de la secreción de estrógenos debido a la pérdida de la función folicular.

A menudo, el término menopausia se confunde con el climaterio, que es el periodo de transición en la vida de una mujer desde la etapa reproductiva hasta la no reproductiva. Este periodo comienza aproximadamente cinco años antes de la menopausia y puede durar de 10 a 15 años (salud.edomex.gob.sv, s.f. a). En otras palabras, es un periodo de duración variable que abarca lo que se conoce como perimenopausia (donde *peri* significa «alrededor o cerca de») y posmenopausia (donde *pos* significa «después de»), es decir, los años después de la menopausia.

Mientras que el término menopausia, en su definición estricta, tiene una duración específica, que son las 24 horas correspondientes al día en que ocurre la última menstruación. En la menopausia natural, no es posible saber si una regla es la última. Se necesita que transcurran al menos seis meses, y más comúnmente un año, para considerarla definitiva.

A medida que se acerca la menopausia, los ciclos menstruales se vuelven bastante irregulares, con varios meses entre menstruaciones. «Solo aproximadamente un 10% de las mujeres dejan de menstruar por completo sin antes pasar por un periodo prolongado de irregularidades en el ciclo» (Northrup, 2009:138). Además, un extenso estudio ha «comprobado que la mayoría experimenta una transición perimenopáusica de entre dos y ocho años» (Ibid, p.138). Durante esta fase, pueden aparecer síntomas como sofocos, cambios de humor, dolores, problemas de sueño y sudores nocturnos, entre otros, debido a las fluctuaciones hormonales de estrógeno, testosterona y progesterona.

Te dejo con esta cita de la doctora Christiane Northrup:

Para que el cuerpo continúe produciendo los niveles de hormonas adecuados para apoyar tu salud, es necesario que la mujer continúe manteniéndose óptimamente sana en todos los aspectos físico, emocional, espiritual y de situación.

2.3. Tipos de menopausia

Menopausia natural

Ocurre cuando los ovarios de la mujer dejan de funcionar gradualmente debido al descenso progresivo de las hormonas sexuales femeninas, estrógenos y progesterona, que son responsables, entre otras muchas funciones, de liberar un óvulo en cada ciclo menstrual. Cuando estas hormonas disminuyen tanto que se deja de ovular, también dejamos de menstruar. Este proceso es gradual y suele ocurrir entre los 45 y 55 años. El periodo de climaterio dura de cinco a diez años y puede extenderse hasta 13 años.

Menopausia prematura, precoz o temprana

Se presenta antes, entre los 35 y 44 años. En este caso, el proceso de climaterio es más rápido, es decir, de uno a tres años. Este cambio prematuro está relacionado con algún trastorno físico ya existente, como enfermedades del sistema inmunitario, malnutrición, estrés crónico, alteraciones hormonales, enfermedades de la tiroides o trastornos metabólicos como la diabetes. «Solo un 6% de las mujeres tiene una menopausia precoz, que también puede ser inducida por un procedimiento médico antes de los 45 años» (Instituto de la Menopausia).

Menopausia artificial o inducida

Ocurre de manera abrupta, sin un periodo de transición, y es inducida por la extirpación de los ovarios, una histerectomía (extirpación del útero), radioterapia o quimioterapia. La menopausia inducida no es igual que la menopausia natural, ya que aquella se produce artificialmente debido a una reducción brusca de las hormonas, por lo que los síntomas aparecen casi de inmediato y son mucho más intensos que en la menopausia natural, que es más gradual.

Además, las complicaciones también son mayores, ya que experimentar la menopausia a una edad temprana aumenta el riesgo de enfermedades como las cardiovasculares, bucodentales u osteoporosis debido a la pérdida prematura de la protección natural que proporcionan los estrógenos.

Menopausia tardía

Solo un 2% de las mujeres presenta esta condición, cuando la menopausia ocurre después de los 55 años (Instituto de la Menopausia). Son muchos los factores físicos, biológicos y ambientales que influyen en la llegada de la menopausia antes o después, como la edad de la menarquía o primera regla, el número de embarazos, los factores genéticos, el historial ginecológico, la salud general, el peso, entre otros. De todas estas causas, la genética, es decir, lo que determinan nuestros genes y los antecedentes familiares, es probablemente la que más influye en el momento de la menopausia.

2.4. Ritos de transición o celebración del fin de la menstruación

En la antigüedad, una de las formas utilizadas para transmitir ideas y experiencias era a través de rituales de transición. Estos marcaban el momento en que una persona dejaba atrás una fase de su vida para dar paso a una nueva etapa. Por lo general, esto implicaba cambios en las obligaciones, restricciones y roles dentro de su grupo social.

En el mundo moderno, el concepto de rituales de transición se ha ido desvaneciendo. Uno de los pocos que ha perdurado en la vida de las mujeres es el ritual del matrimonio, mientras que otros han caído en el olvido. Como resultado, las mujeres, en su memoria celular, sienten la necesidad de expresar estos rituales, y la menopausia es uno de ellos.

El fin de la menstruación simboliza que una mujer entra en una etapa de vida caracterizada por su individualidad, independencia y fortaleza. En esta etapa, las energías se enfocan en metas más espirituales, conectando el mundo interior con el mundo exterior.

Sin importar el tipo de menopausia que se experimente, me gustaría compartir un ritual o celebración del fin de la menstruación que puede llevarse a cabo tanto para una misma como para las mujeres de nuestro círculo cercano.

Una vez que la mujer esté segura de que ya no menstruará, es el momento de llamar a sus amigas y celebrar. Esta celebración puede tener lugar en casa o en un espacio para eventos sociales, en una finca o en la naturaleza. Se forma un círculo, que puede ser en el suelo con cojines para cada una de las participantes. Aquellas que no puedan estar en el suelo pueden usar sillas o bancos. El centro del círculo se decora con una hermosa alfombra o tapete, flores blancas y rojas, y, si es posible, otras de color lila o púrpura. También se pueden incluir fotos de mujeres mayores o ancestras, así como imágenes que evocan lo Sagrado Femenino. El uso de velas, preferiblemente rojas que simbolizan la sangre menstrual, o blancas, también es una opción. Además, se preparan bocadillos, bebidas y postres que se compartirán después de una pequeña ceremonia. Todos estos elementos pueden ubicarse en el centro o cerca del círculo creado. La ambientación puede ser desde sencilla hasta elaborada, con un atractivo visual que haga sentir a la mujer en menopausia que está celebrando una fecha muy especial.

Para comenzar, una de las amigas o una profesional en este tipo de ceremonias da las palabras de bienvenida, explica el propósito de la reunión y puede llevar a cabo una meditación o ritual de agradecimiento por los años menstruales, marcando la apertura a esta nueva fase de la vida. Si lo desea, puede colocar una corona de flores blancas y lila en la cabeza de la homenajeada, simbolizando su entrada en esta etapa como la Reina de su propia vida. Luego se le da la palabra a ella y a todas las demás mujeres que quieran darle la bienvenida o compartir buenos deseos para su camino. En el círculo, se pueden cantar canciones, disfrutar y compartir las bebidas y bocadillos.

2.5. Más allá de la menopausia

A lo largo de la historia, la mayoría de las mujeres morían antes de llegar a la menopausia, lo que la consideraba como el final de la vida. Por ejemplo, el promedio de vida a nivel mundial a mediados del siglo XIX era de 40 años. A principios del siglo XX, en países desarrollados, era de 50 a 65 años (xataka.com, s.f.).

En la actualidad, la expectativa de vida para las mujeres en países desarrollados es de 68 a 84 años (Northrup, 2009:23). Esto significa que vivimos entre 20 y 30 años más después de la menopausia, deseando mantener una buena calidad de vida, vibrante y en plenitud. Sin embargo, lograrlo dependerá de varios factores. La menopausia, no obstante, marca un punto de inflexión en la vida de las mujeres. Nos brinda la oportunidad, si así lo deseamos, de reflexionar sobre las décadas anteriores y diseñar la vida que soñamos para hacerla realidad.

Capítulo 3
La ciclicidad femenina

3.1. El útero

El útero es un órgano que se encuentra ubicado en el bajo abdomen, entre la parte central de la vejiga y el ano, como se menciona en el capítulo 8. Es un órgano considerado hueco, y en la mayoría de nuestras vidas permanece vacío. En la cultura occidental, la palabra «vacío» suele tener connotaciones negativas, ya que se asocia con la falta de contenido, y lo lleno se considera lo correcto. Hemos sido educadas con la idea de tener el útero lleno, es decir, de tener varios hijos a lo largo de nuestra vida.

En contraste, en las culturas orientales, la noción de «vacío» es constante. No se trata de la falta de algo, sino de la potencialidad de todo. El vacío es el lugar donde todo puede existir y representa la posibilidad de creación. Un útero vacío se considera tierra fértil donde sembrar (Thesz, 2022:32).

El útero está formado por capas musculares, lo que lo hace tremendamente fuerte y elástico. Normalmente, pesa 75 gramos y mide alrededor de 7 cm de alto por 4 cm de ancho por 2 cm de espesor. Si lo comparamos con una fruta, sería del tamaño de una naranja. Es realmente pequeño y cabe en la palma de tu mano, pero es el único músculo que, durante el embarazo, tiene la capacidad de crecer hasta diez veces su tamaño (Tissera, 2023:2).

Además de ser un órgano físico, el útero es también un templo que representa el núcleo de nuestra feminidad. Es una fuente de energías y el centro de nuestro poder como mujeres. Este centro y sus energías cíclicas influyen en nuestros pensamientos, sentimientos y emociones, así como en nuestros sueños y objetivos, y viceversa.

La palabra *cíclico* significa que se repite regularmente en intervalos de tiempo. El ciclo del útero está definido por las hormonas secretadas, por el sistema endocrino, que a su vez está estrechamente vinculado con el sistema nervioso e inmunológico de la persona, así como con su estado psicocorporal. Esto significa que el ciclo menstrual está influenciado por emociones, estrés, agotamiento físico, enfermedades, percepción de la realidad y amenazas o situaciones externas que experimentamos (Thesz, 2022:123).

Pasamos muchos años de nuestras vidas acompañadas por el ciclo menstrual, que dura aproximadamente de 35 a 40 años. A este periodo se le conoce como la «fase del útero cíclico». Comienza con la menarquía, la primera menstruación, que ocurre alrededor de los 12 años, aunque puede variar un poco. Este ciclo tiene una duración de aproximadamente 28 días, pero puede variar de 14 a más de 30 días. Termina con la menopausia, que es la última menstruación.

Antes de la primera menstruación y después de la menopausia, el útero no funciona cíclicamente. Algunas autoras llaman a estas etapas «lineales» o un «útero lineal». A los años de postmenopausia, Miranda Gray la denomina la etapa correspondiente a la «mujer completa». En cada una de estas etapas, el útero tiene funciones tanto físicas como energéticas. Es relevante desde nuestro nacimiento hasta nuestra muerte, y es de vital importancia comprender la capacidad creativa y energética que posee.

El ciclo físico mensual consta de cuatro fases: «preovulatoria, ovulatoria, premenstrual y menstrual» (Gray, 2010 b:107). Cada una de estas fases tiene características particulares en lo físico, mental y emocional de las mujeres.

Quiero destacar especialmente la fase ovulatoria, en la que los ovarios liberan el óvulo aproximadamente en los días 14 al 16, creando un entorno propicio para la concepción de un nuevo ser, y la fase menstrual o de sangrado, en la que se libera la sangre si no ha habido concepción.

Finalmente, es importante señalar que, según la Medicina Tradicional China, el útero está conectado con varios Zhang Fu (órganos y vísceras) y se relaciona con el corazón a través del vaso del Útero (Bao Mai) (Tissera, 2023:8). Si el corazón no funciona de manera óptima, puede tener un impacto en los procesos ginecológicos. Las patologías del corazón son el resultado directo del estrés, la ansiedad y el trauma emocional. El funcionamiento saludable de uno depende del otro, así como del vaso o canal que los une, el Bao Mai.

3.2. La menstruación y el diagrama lunar

La menstruación y su consideración como tema tabú han perdurado en las diferentes sociedades durante miles de años. Se espera que pase desapercibida, que no se hable de ella y, si se hace, se considera una situación vergonzosa para las mujeres. Lo que se consideraba sagrado en la antigüedad, ha evolucionado para ser visto como algo sucio y contaminante. Incluso en algunas culturas, se restringe el acceso de las mujeres a espacios sagrados, campos de cultivo y otros lugares, debido a la percepción de que son portadoras de una energía destructiva y contaminante. Además, la menstruación se ha usado para definir la supuesta naturaleza incontrolable de las mujeres. Para liberarnos de estos prejuicios y creencias, y tomar el control de nuestra energía como mujeres, es importante tomar conciencia no solo de nuestra menstruación, sino también de nuestro ciclo menstrual personal, recordando que el conocimiento otorga poder.

Una de las formas de lograrlo es mediante el uso del llamado «diagrama lunar». Antes de adentrarnos en este tema, es importante mencionar que el ciclo menstrual de las mujeres está relacionado con el ciclo lunar. Como Miranda Gray nos indica en su libro *Luna Roja*, «el ciclo de la luna no es solo el calendario del cuerpo de la mujer, sino que también puede afectar su periodo».

El ciclo lunar comprende cuatro fases principales: la fase oscura, conocida como luna nueva, seguida de la fase creciente, la luna llena en todo su esplendor de luz y finalmente la fase menguante. La duración promedio de este ciclo lunar es de 29 días, mientras que el ciclo menstrual de las mujeres, como mencionamos antes, en promedio es de 28 días, aunque puede variar ligeramente. El diagrama lunar es una herramienta sencilla que te ayudará a conocer tu ciclo menstrual y a crear un registro menstrual que te apoyará en tus procesos, especialmente durante la transición de ser cíclica a ser lineal.

Puedes dibujarlo a mano alzada, trazando un círculo y dividiéndolo con líneas que radien desde el centro hacia la circunferencia, como los radios de una rueda de bicicleta. Deberá tener un número de divisiones igual al número de días de tu ciclo. También puedes utilizar diagramas descargados de internet o aplicaciones móviles para este propósito. Comienza marcando el día 1 de tu menstruación o sangrado y continúa, día tras día, hasta completar tu ciclo. Puedes anotar de forma resumida o utilizando palabras clave información relevante, como tu nivel de energía, tu estado de ánimo, tus emociones (armonía, enojo, tristeza), detalles sobre tu salud, cambios físicos, calidad del sueño, entre otros.

El diagrama lunar se puede realizar tanto durante el ciclo menstrual, que es lo ideal, como en los años posteriores a la menopausia. En este último caso, el primer día de luna nueva corresponderá al primer día de lo que solía ser tu menstruación, y así sucesivamente, siguiendo el ciclo lunar.

3.3. Los cuatro arquetipos femeninos

En la mitología y tradición oral de numerosos pueblos alrededor del mundo, encontramos información y relatos relacionados con las energías femeninas y sus ciclos energéticos. Esto se conoce como los cuatro arquetipos femeninos, teniendo en cuenta que en la psicología jungiana, «los arquetipos son modelos humanos potenciales que, una vez activados, se expresan a través de nuestras actitudes o acciones, o bien los proyectamos en otras personas» (Shinoda, 2003:31). Los arquetipos femeninos son los siguientes:

- La mujer joven o doncella.

- La madre o reina.

- La hechicera.

- La anciana sabia, o en algunos casos, se le conoce como la bruja.

Cada uno de estos arquetipos se corresponde con una etapa de la vida de las mujeres, las cuatro fases de su ciclo menstrual y las cuatro fases de la luna. Las energías de cada arquetipo son diferentes y cambiantes. Identificarlos, explorarlos y experimentarlos resulta de gran utilidad, ya que esto genera un mayor amor propio, empoderamiento y aceptación de la feminidad.

La doncella representa a la joven, con energía dirigida hacia el exterior y muy dinámica. Está asociada con la primavera, la fase de la luna en cuarto creciente y la fase preovulatoria.

La madre o reina es la mujer fértil con una gran capacidad para dar amor y nutrir, con energía dirigida hacia el exterior. Se asocia con el verano, la fase de la luna llena y la fase ovulatoria del ciclo menstrual.

La hechicera es la mujer madura, que se encuentra en la perimenopausia y los primeros años después de la menopausia. Su energía se dirige hacia el interior y está relacionada con el otoño, la fase de la luna en cuarto menguante y la fase premenstrual.

La anciana sabia es la mujer mayor, la abuela vieja o anciana, a partir de más de 10 o 15 años después de la menopausia. Sus energías se orientan hacia el interior y se asocian con el invierno, la fase de la luna oscura y el comienzo de la luna nueva, así como la fase menstrual.

Te animo a investigar más sobre estos temas, a observar los cambios en cada estación, incluso si vives en los trópicos, donde, a pesar de tener dos estaciones bien marcadas, podrás ser consciente de esos cambios. También te invito a mirar al cielo, observar la luna y sus fases, de esta manera sentirás cada vez más la conexión existente entre nosotras y la naturaleza.

Capítulo 4
Cuerpo físico

Como mencionamos al principio, la perimenopausia y todo el proceso después de la menopausia no son enfermedades. En la mayoría de las mujeres, el sangrado o menstruaciones se vuelven irregulares. Alrededor de los 40 años, comienzan los primeros cambios hormonales que se reflejan en alteraciones a nivel físico, mental y emocional. Es importante tener en cuenta que cada mujer responde de manera diferente a esta transformación hormonal. En algunas culturas, casi no se recurre a suplementos hormonales, ya que las mujeres no experimentan los síntomas molestos asociados. Por el contrario, en la cultura occidental, incluyendo a las mujeres «occidentalizadas», «casi el 75% de las mujeres en perimenopausia tienen síntomas desagradables que implican buscar soluciones» (Northrup, 2009:142), como terapia hormonal sustitutiva, cambios en el estilo de vida y el uso de otras terapias.

En este capítulo, describiré los síntomas más comunes que afectan a los órganos y estructuras que componen el cuerpo físico. Esto no significa que lo que no se mencione aquí carezca de importancia, sino que puede tener una menor incidencia. Además, proporcionaré algunas herramientas que pueden utilizarse para reducir estos síntomas y atravesar este periodo de transición de manera más llevadera.

4.1. Sofocos

Los sofocos son el síntoma más común en las mujeres perimenopáusicas, y normalmente persisten hasta un par de años después de la menopausia. En nuestra cultura, afectan a aproximadamente el 70% al 85% de todas las mujeres en la perimenopausia (Northrup, 2009:159). Pueden variar desde una sensación breve de calor hasta estar acompañados de enrojecimiento de la piel, sudoración e incluso palpitaciones. También se les llama inestabilidad vasomotora y ocurren cuando los vasos sanguíneos de la piel de la cabeza y el cuello se dilatan más de lo normal, lo que provoca un aumento del flujo sanguíneo en esa área, generando calor y enrojecimiento (Northrup, 2009:160).

Además de los cambios hormonales, otros factores externos, como el estrés y los hábitos alimenticios, pueden influir en los sofocos.

¿Cómo podemos mejorar? Además del tratamiento hormonal bajo supervisión médica si se decide seguir esa vía, se pueden considerar los siguientes enfoques.

Primero, cambiar los hábitos alimenticios, evitando alimentos ricos en azúcar y carbohidratos refinados, como galletas, pasteles, pan blanco, alcohol y bebidas con alto contenido de azúcar, entre otros.

Segundo, incluir productos derivados de la soja o soya, de preferencia de cultivo orgánico y no transgénicos.

Tercero, para quienes prefieran utilizar hierbas o suplementos a base de hierbas, aquí hay algunas opciones:

- La Dong Quai (científicamente *Angélica sinensis*) es una hierba utilizada en la medicina tradicional china que actúa como regulador hormonal y se encuentra en forma de suplemento en cápsulas vegetales. Contraindicación: hipertensión.

- La *Black Cohosh*, conocida como cimicífuga (científicamente *Cimicífuga racemosa* o *Actaea racemosa*) es un regulador hormonal eficaz, y su efectividad se compara con la terapia hormonal sustitutiva, pero sin los riesgos de promover el crecimiento de células cancerígenas.

- La maca (científicamente *Lepidium meyenii*) es una planta originaria de Perú que reduce los sofocos y aumenta la vitalidad, siendo la variedad roja la más recomendada.

- La salvia (científicamente *Salvia officinalis*) reduce los sudores nocturnos, los sofocos y el exceso de salivación. Se encuentra en forma de tés, cápsulas y aceites esenciales, y se utiliza para tratar desórdenes hormonales.

- El CBD (también conocido como cannabidiol). Estudios de 2019 sugieren que su uso puede reducir los sofocos en hasta un 50% en las mujeres (CBDBies, s.f.). Hay diversas presentaciones disponibles, como gotas, cápsulas y tés. El CBD es un compuesto químico natural presente en el cáñamo y la marihuana, pero a diferencia del THC, no altera la percepción y tiene usos terapéuticos distintos.

- Cuarto, la práctica de la meditación para reducir el estrés.

- Quinto, la acupuntura.

4.2. Palpitaciones

Las palpitaciones son muy comunes en esta etapa, aunque rara vez se habla de ellas y a menudo se asocian con el temor a la muerte, lo que puede resultar aterrador. Existe un miedo generalizado a expresar que se experimenta este síntoma.

Por ejemplo, en el primer taller que ofrecí sobre la menopausia, casi todas las participantes reaccionaron al mencionar este síntoma, admitiendo que lo habían experimentado y habían temido que podría ser un signo de un ataque al corazón. Las palpitaciones pueden variar en intensidad; para algunas mujeres son moderadas, mientras que para otras son más intensas. Rara vez representan un peligro real, pero si una mujer lo considera necesario, debe consultar a un profesional de la salud. «Las palpitaciones son el resultado de desequilibrios entre los sistemas nerviosos simpático y parasimpático, activados por las hormonas del estrés» (Northrup, 2009:161).

Se recomienda reducir los niveles de estrés, desacelerar la vida y permitirse pausas en las actividades. Además, se sugieren prácticas como el yoga o terapias holísticas para aliviar este síntoma.

4.3. Dolor y cuidado de los senos

A pesar de estar relacionados con una función biológica como la lactancia, los senos son una de las áreas de nuestro cuerpo que se conectan con el afecto, el sustento hacia los demás y el cuarto centro energético de nuestro cuerpo, conocido como el centro corazón. También están vinculados al placer y, a veces, a su negación. Podemos sentirnos orgullosas de nuestros senos o, por el contrario, pueden afectar nuestra autoestima. Erróneamente, algunas personas creen que son un «arma» para conquistar a un hombre.

Debido a los cambios hormonales, especialmente durante la perimenopausia, muchas mujeres experimentan dolor en los senos, especialmente después de la ovulación hasta el inicio de la menstruación. Esta condición suele desaparecer por sí sola y no es un signo de cáncer. No obstante, es importante consultar con un terapeuta de confianza y considerar la necesidad de exámenes según la situación personal. Cada mujer experimenta los síntomas de manera diferente, que pueden incluir:

- Tensión severa en el pecho.

- Sensibilidad al tacto.

- Sensación de calor y ardor.

- Dolores tirantes o punzantes.

- Algunas formas de reducir el dolor y mantener la salud de los senos son las siguientes:

- Realizar cambios en el estilo de vida, como llevar una dieta saludable que incluya productos de soya, los cuales pueden proporcionar protección, incluso para mujeres con riesgo de cáncer.

- Consumir grasas omega-3.

- Tomar coenzima Q10, especialmente si existe riesgo de cáncer de mama.

- Gestionar el estrés mediante terapias de salud alternativa, preferiblemente aquellas dirigidas a mujeres, como la Sanación del Alma Femenina, ofrecida por terapeutas conocidas como Moon Mother ®.

- Aplicar terapia de calor con compresas y baños tibios.

- Realizar masajes en los senos, que no deben confundirse con la autoexploración para la detección de bultos. Es una práctica recomendable para demostrarnos cariño y amor propio, independientemente de si hay dolor o no. También puede ayudar a reducir la inflamación, el estrés y promover una mejor circulación y drenaje linfático.

- No existe una forma única de realizar el masaje en los senos, pero aquí te proporciono una técnica básica que puedes personalizar:

1. Compra una mezcla de aceite diseñada para este propósito o prepárala tú misma utilizando aceites esenciales, como el de rosa o geranio. Estos aceites son considerados muy femeninos y se recomienda que sean de cultivo biológico y de grado terapéutico. Dilúyelos en un aceite base vegetal, como aceite de almendras dulces, aceite de coco o aceite de semilla de uva.

2. Crea un espacio personal en el que puedas dedicar unos minutos sin interrupciones. Puedes poner música relajante si lo deseas y crear tu propio santuario.

3. Usando tu pulgar, índice y anular, toma un poco de aceite y masajea suavemente cada seno con movimientos circulares, demostrándote cariño y amor propio. Realiza los movimientos hacia adentro y luego hacia afuera, siguiendo el sentido de las agujas del reloj y en sentido contrario. También puedes incluir movimientos desde debajo de la axila, subiendo hacia la zona de la clavícula y

liberando energía con movimientos suaves a lo largo del brazo hasta llegar a los dedos de la mano.

4. Finalmente, puedes masajear suavemente el área entre los dos pechos, correspondiente a la glándula Timo, cuyo buen funcionamiento favorece al sistema inmunitario y al bienestar.

Si dispones de más tiempo y deseas una mejor absorción de los aceites y una relajación más profunda, puedes darte un baño de tina con agua tibia.

4.4. Nuestro útero y los miomas

El útero almacena memorias personales y transgeneracionales de nuestros conflictos de pareja, embarazos, abortos o pérdidas, partos difíciles, experiencias menstruales, abusos y resentimientos hacia uno mismo, entre otros. Esto puede llevar a un mal funcionamiento que resulta en:

- Miedo al disfrute

- Desprecio hacia el sexo

- Represión de cualquier tipo de placer

- Bloqueos energéticos que restringen la expresión libre de nuestra personalidad (Tissera, 2023:17-18), desencadenando una serie de patologías como infecciones, fibromas, pólipos, tumores, miomas y cáncer.

Los miomas, o tumores uterinos fibrosos benignos, afectan a entre el 30% y el 50% de las mujeres estadounidenses. Aunque pueden aparecer en adolescentes y mujeres veinteañeras, son más comunes en mujeres de treinta y cuarenta años (Northrup, 2009:298). A menudo, estos crecen durante la perimenopausia debido al aumento de los niveles de estrógeno, pero con el tiempo suelen reducirse, ya que la naturaleza sigue su curso.

Es importante realizar un seguimiento con un profesional de la salud en quien confíes. Existen diversos tipos de tratamientos, desde hormonales hasta cambios en la alimentación, como equilibrar el exceso de estrógeno mediante el consumo de soja o linaza, que son fuentes de grasas omega-3. También se pueden incorporar hierbas o suplementos herbales, acupuntura, diversas terapias o combinaciones de terapias energéticas femeninas, como la Bendición del Útero y la Sanación del Alma Femenina, esta última proporcionada por una Moon Mother ®, que se centra en sanar a diferentes niveles, especialmente en los centros energéticos femeninos, como el útero, el corazón y la cabeza. Además, la práctica de yoga puede ser beneficiosa.

En cuanto a la posibilidad de una histerectomía o extirpación quirúrgica del útero para tratar los miomas, se recomienda buscar una segunda opinión antes de proceder, ya que esta intervención debería considerarse como último recurso de tratamiento.

Si ya te han realizado una histerectomía, puedes:

- Iniciar un proceso de sanación de las emociones asociadas a ella, ya que representa una pérdida de una parte vital de tu cuerpo como mujer.

- Afrontar el duelo con la ayuda de un profesional que te haga sentir cómoda, preferiblemente de enfoque holístico.

- Evaluar lo positivo de la experiencia y reflexionar sobre las circunstancias que rodearon la operación, como tu creatividad y si habías establecido límites o te sentías limitada.

- Seguir una dieta que se adapte a tus necesidades hormonales y promueva tu bienestar.

A pesar de la ausencia de tu útero físico, el útero energético y todas sus memorias permanecen.

4.5. Dolores de cabeza o migrañas

Estos dolores se presentan principalmente durante la perimenopausia, antes de la menstruación, y son causados por desequilibrios hormonales. Pueden aliviarse además de mediante terapia hormonal, utilizando hierbas o suplementos, como por ejemplo:

- Manzanilla (*Chamaemelum nobile*): posee efectos antiespasmódicos y sedantes. Se recomienda beber una infusión una hora antes de dormir.

- Jengibre: tomar infusiones de jengibre mejora la circulación y reduce la inflamación.

- Ginkgo biloba: proveniente de un árbol que crece en Asia, se utiliza para tratar episodios de migrañas relacionados con una circulación sanguínea deficiente en el cerebro.

- Café y té verde: ayudan a reducir la inflamación de los vasos pericraneales, que son responsables de las migrañas.

- Guaraná (*Paullinia cupana*): esta planta originaria del Amazonas contiene cafeína y otras sustancias similares. Por lo general, se consume en cápsulas.

- Aceites esenciales (menta, lavanda, romero): puedes aplicarlos en puntos como la frente, sienes y nuca, o inhalarlos directamente del frasco o con un vaporizador.

- Glutatión, antioxidante vital. En cápsulas o líquido.

4.6. Pérdida del deseo sexual y sequedad vaginal

Estos síntomas pueden afectar la autoestima, ya que la sociedad espera que las mujeres en pareja respondan de cierta manera. En muchos casos, este problema puede llevar a separaciones si no se aborda con apertura, causando incomodidad, dolor físico y emocional.

La mayoría de las veces, la pérdida del deseo sexual y la sequedad vaginal se deben a desequilibrios hormonales, como niveles bajos de testosterona, agotamiento de las glándulas suprarrenales o falta de estrógenos. También puede afectar a mujeres con problemas en los ovarios. Además, las responsabilidades y el trabajo pueden llevar al agotamiento y, como resultado, a la pérdida del deseo sexual.

Se pueden recetar medicamentos basados en estudios de los niveles hormonales, pero antes de iniciar un tratamiento, es importante considerar otras situaciones estresantes a las que la mujer pueda estar expuesta, incluyendo la calidad del desempeño sexual de la pareja y el deseo de la mujer.

Entre las herramientas de apoyo recomendadas se encuentra el uso de aceites esenciales con propiedades afrodisíacas, que estimulan los sentidos, relajan el cuerpo y aumentan el deseo sexual. Pueden diluirse en aceites base como el de almendras, jojoba o coco para masajes, utilizarse en vaporizadores o en velas aromatizadas para ambientar el espacio o en baños aromáticos románticos.

- Ylang ylang, conocido por su aroma floral, dulce y cálido, que relaja y estimula.

- Rosa, con un aroma dulce que llega al corazón y fomenta el romanticismo y la sensualidad.

- Jazmín, que seduce con su aroma, mejora el estado de ánimo, genera confianza y energía.

- Canela, muy popular por su aroma caliente, dulce y picante.

También se recomienda tomar suplementos herbales, como:

- La damiana (científicamente conocida como *Turnera difusa*) es una planta que crece en América Central, América del Sur y partes de los Estados Unidos. Se utiliza como estimulante sexual natural para mejorar la libido y la lubricación vaginal. Puede consumirse en forma de té, cápsulas y extractos líquidos.

- La ashwagandha o withania (*Withania somnífera*) es una de las hierbas más utilizadas en la medicina ayurvédica de la India. Además de aumentar los niveles de energía, también es un complemento para mejorar la función sexual. Es una planta adaptógena, lo que significa que ayuda al cuerpo a adaptarse al estrés. Se presenta comúnmente en cápsulas y también en forma de gomitas.

- El ginkgo biloba mejora la libido y la frecuencia del deseo sexual, así como también combate la sequedad vaginal.

- Rhodiola (*Rhodiola rosea*) tiene un efecto estimulante en la libido. Se utiliza la raíz, que se puede trocear y preparar en decocción o infusión, y también se encuentra en cápsulas o comprimidos.

En cuanto a la sequedad vaginal, es uno de los primeros signos que aparecen en la perimenopausia y es una consecuencia directa de la disminución de los niveles de estrógeno (Northrup, 2009:165). Pueden utilizarse lubricantes vaginales, cremas y suplementos de estrógenos. También se recomiendan:

- Alimentos derivados de la soja o soya.

- Suplementos herbales como el angélica o Don Quai (*Angelica sinensis*), que actúa como regulador hormonal y generalmente se consume en cápsulas.

- *Black cohosh* o cimífuga, que puede tomarse durante varios meses si es necesario, en forma de cápsulas o jarabes.

- Sauzgatillo, también conocido como «árbol casto» (*Vitex agnus-castus*), que es un regulador hormonal y aumenta la libido en las mujeres. Se encuentra comúnmente en cápsulas y extracto líquido.

- Ejercicios de Kegel, que, al practicarlos regularmente, aumentan la irrigación sanguínea, fortaleciendo las paredes vaginales y mejorando su lubricación.

- Huevos Yoni o vaginales, hechos de cuarzo, que se utilizan para trabajar el suelo pélvico y la zona vaginal, mejorando la lubricación, oxigenación e irrigación sanguínea en esa área.

Para abordar ambas condiciones, puedes comenzar de manera individual con lo que se conoce como «autotoque amoroso». Esta práctica difiere de la masturbación, que generalmente se enfoca en los genitales. En el «autotoque amoroso», preparas una habitación específica para ello, con espejos, telas suaves, aromas, velas, aceites para masajes, frutas y música, además de objetos suaves para estimular tu piel, como plumas. Dedicas tiempo a explorar tu cuerpo, a sentir tu piel y a darte caricias que te hagan sentir bien. Esta práctica te permite recuperar la excitación que pudieras haber perdido, restaurando la confianza en ti misma, en tu cuerpo y en tu capacidad para experimentar y disfrutar del placer, tanto propio como compartido.

También puedes buscar una mentora o mentor en sexualidad, y si deseas profundizar aún más, puedes explorar la práctica del tantra. El sexo tántrico se origina en el antiguo hinduismo y se trata de una forma meditativa y pausada de experimentar el sexo, donde el objetivo no es el orgasmo, sino disfrutar de la actividad sexual y las sensaciones del cuerpo (Medical News Today, s.f.). El tantra fomenta que las personas conozcan sus cuerpos y estén en sintonía con ellos.

Esta situación también es un llamado de atención para que las mujeres realicen un trabajo de introspección sobre sí mismas, su pareja y su futura relación de pareja. Además, es importante trabajar en las creencias personales, especialmente aquellas relacionadas con la culpa, el merecimiento y el placer.

Es relevante recordar que las mujeres premenopáusicas y en los primeros años de la posmenopausia están conectadas con la fase del arquetipo de la hechicera, en la cual la sexualidad puede ser más exótica, sensual y dominante. Sin embargo, cuando una mujer no se ama ni se acepta, el deseo sexual puede volverse exigente y dominante, o incluso necesitado y pegajoso, disminuyendo gradualmente con el tiempo (Gray, 2016:162).

4.7. Pérdida del cabello

Los desequilibrios hormonales también afectan a nuestro cabello. Disminuye el nivel de estrógeno y aumenta el de testosterona. ¿Has notado que se te cae más el pelo, que además está más seco y menos brillante? Se vuelve más delgado y débil durante estas etapas de la menopausia. La caída del pelo no ocurre de la misma manera que en los hombres; en su lugar, se produce una pérdida de densidad en ciertas áreas, es decir, se forman zonas más escasas, principalmente en la parte superior de la cabeza.

Para prevenir la caída del cabello, la alimentación es fundamental. Debes incluir alimentos nutritivos como granos enteros, verduras, frutas frescas, así como carbohidratos complejos y grasas saludables. También es importante incorporar alimentos ricos en fitoestrógenos, como los derivados de la soja o soya, el ajo y las fresas, así como ácidos grasos omega-3 que se encuentran en el salmón, el atún o, para quienes son vegetarianas, algas como el Wakame y las semillas de lino o linaza.

Si es necesario, se pueden agregar suplementos de vitaminas del grupo B, C, E y zinc.

A su vez, se pueden utilizar hierbas o plantas, como:

- Aloe Vera o Sábila, que pueden aplicarse directamente en el cuero cabelludo.

- Lavanda o Romero, ya sea para hacer infusiones o como aceites esenciales diluidos, y en ambos casos aplicados directamente en el cuero cabelludo y el pelo.

- Champús a base de Romero o Cola de Caballo, preferiblemente de cultivo orgánico.

Además, se pueden considerar los tratamientos de colágeno o queratina y el uso de mascarillas caseras o aceites como el de oliva, aguacate y almendras.

En caso de que la pérdida de cabello se deba a factores externos que causan estrés en la mujer, se pueden utilizar aceites esenciales, practicar yoga y explorar otras terapias.

4.8. Pérdida de masa ósea

En las primeras fases de esta pérdida, se conoce como osteopenia. A medida que avanza, se convierte en osteoporosis, es decir, los huesos se vuelven cada vez más gruesos, frágiles y vulnerables a fracturas. La osteoporosis comienza durante la perimenopausia, pero es posible que sus efectos tarden hasta 20 años o incluso más en manifestarse. Por lo tanto, este es el momento adecuado para tomar medidas y fortalecer esta estructura vital de nuestros cuerpos.

Los huesos son el principal almacén de minerales necesarios para el buen funcionamiento de las células del cuerpo. Forman el sistema que le da estructura a nuestro organismo, permitiéndonos mantenernos erguidas y en movimiento. Durante la perimenopausia, es conveniente realizarse una densitometría, es decir, exámenes para medir la densidad ósea como punto de referencia y detectar problemas futuros. Independientemente de nuestra edad y de los factores de riesgo individuales para la pérdida de masa ósea, podemos tomar medidas para fortalecer nuestros huesos, ya que estos están vivos y reaccionan tanto a aspectos como la dieta y las emociones.

Estas medidas incluyen:

- Reducir o eliminar el consumo de alcohol y café.

- Dejar de fumar.

- Introducir en nuestra dieta alimentos ricos en fitoestrógenos, como los derivados de la soja o soya y las semillas de lino o linaza molidas. También es importante incluir verduras de hojas verdes, como el berro, la col o repollo, las espinacas, el perejil, las algas como la Kelp y el Wakame, garbanzos cocidos, frijoles o judías cocidas, almendras, semillas de girasol y semillas de sésamo o ajonjolí, ya que contienen calcio y magnesio.

- Beber agua de hojas de higo, ya que previene la osteoporosis y la pérdida de calcio por la orina, además de ser una fuente natural de este mineral.

- Tomar el sol, especialmente en las primeras y últimas horas del día, durante unos minutos. Los rayos ultravioletas del sol son necesarios para que el cuerpo produzca vitamina D, la cual interviene en la absorción de calcio por los huesos.

- Incluir suplementos como el magnesio, vitamina D, vitamina C, vitamina K, zinc y cobre.

- Realizar ejercicio en general, que haga trabajar los músculos y favorezca la construcción de hueso. Puede ser baile, caminatas, yoga, tai chi, pilates y deportes. Además, es importante destacar que «las mujeres que hacen ejercicio periódicamente viven seis años más que las mujeres que no lo hacen» (Northrup, 2009:489). En particular, es beneficioso realizar ejercicios con pesas.

- Para mantener las articulaciones saludables, se pueden tomar suplementos como la glucosamina, la cúrcuma, grasas omega 3 y colágeno.

4.9. Digestión

Los problemas digestivos son muy comunes, especialmente la hinchazón y los gases. Pueden comenzar en la década de los cuarenta o cincuenta, o incluso más tarde.

Para reducir la hinchazón, puedes seguir estos consejos:

- Eliminar el consumo de pan y otros productos elaborados con harina, al menos como prueba durante una semana.

- Beber mucha agua para eliminar toxinas.

- Después de cenar, esperar al menos tres horas antes de ir a dormir.

- Ingerir cápsulas de menta piperita o aplicar aceite esencial de menta sobre la zona del estómago.

- Tomar enzimas digestivas, que ayudan a procesar azúcares, harinas, proteínas y grasas.

- Beber kombucha, una bebida tradicional originaria de China que se ha utilizado desde la antigüedad. Se prepara mediante la fermentación realizada por una colonia de microorganismos. Entre sus propiedades, ayuda a regular y equilibrar la microbiota intestinal, mejorando la digestión y reduciendo la inflamación. Sin embargo, ten en cuenta que está contraindicada para personas con problemas renales o hepáticos.

- Evitar el uso excesivo de antiácidos y, en su lugar, consumir antioxidantes como la vitamina C y E, así como regaliz, una planta medicinal que es beneficiosa para afecciones estomacales e inflamación. Además, es protector del hígado. Puede ser consumido en infusiones de su raíz, en cápsulas o en pastillas masticables. Ten en cuenta que no es adecuado para personas con hipertensión arterial.

Capítulo 5
Cuerpo mental

En esta fase de la *hechicera*, el vigor físico y el pensamiento intelectual dan paso al estallido de energías creativas y al pensamiento intuitivo. Si existe un desequilibrio, esto puede manifestarse a través de cambios de humor. También notamos un gradual descenso en la capacidad de concentración y memoria. Asimismo, las mujeres nos volvemos cada vez más introspectivas, y si esta situación no se maneja adecuadamente, puede llevarnos a la depresión.

5.1. Insomnio: el sueño es un nutriente del cerebro

Durante la adolescencia y la perimenopausia, es ampliamente conocido que necesitamos dormir más horas que en otras etapas de la vida. Esto es un hecho importante que debemos tener presente y ser conscientes de esta necesidad sin sentirnos culpables por ello. Sin embargo, más mujeres en la perimenopausia que en la posmenopausia sufren de insomnio, el cual puede estar relacionado con emociones no procesadas o, también, con los sofocos y calores nocturnos.

Por otro lado, enfrentamos la demanda constante de acción en este mundo moderno y predominantemente masculino, donde el descanso se considera una falta de productividad. No obstante, durante periodos de cambio y exigencia, el sueño reparador es esencial. Dormir es imprescindible, ya que contribuye a la renovación del cuerpo y a la consolidación del aprendizaje y la memoria.

Cada mujer sintonizará con la cantidad de horas que necesita para dormir. Puede variar desde ocho hasta diez horas, e incluso en días particularmente estresantes, puede requerirse un poco más. Si es necesario, tomar siestas durante la tarde puede ser beneficioso, o irse a la cama temprano por la noche. Debemos recordar que durante miles de años no contábamos con iluminación artificial, y nuestros cuerpos seguían el ciclo del sol.

Para mejorar la calidad del sueño, aquí te ofrecemos algunos consejos y herramientas:

- Si el insomnio está relacionado con los sofocos y los calores nocturnos, es importante abordar estos síntomas. En caso contrario, ten en cuenta lo siguiente:

- Evita la cafeína y el alcohol.

- Sigue una dieta adecuada a la fase en la que te encuentras, teniendo en cuenta cenar al menos tres horas antes de acostarte para evitar irte a la cama con el estómago lleno.

- Además de la dieta física, practica una dieta mental, lo que significa evitar preocupaciones excesivas, dar vueltas a los mismos pensamientos y mantener conversaciones estresantes. Evita también programas de televisión violentos y noticias negativas, especialmente antes de acostarte. Preferiblemente, mantén la televisión y otros dispositivos móviles fuera del dormitorio.

- Duerme en completa oscuridad.

- Realiza ejercicio de forma regular.

- Considera tomar productos herbales o suplementos, como la Valeriana, que es una hierba inductora del sueño que no provoca somnolencia al despertar. Puede consumirse en forma de té, gotas solubles o cápsulas. La Melatonina, una hormona que regula el ciclo de sueño y vigilia, es especialmente beneficiosa. Los suplementos de melatonina se toman minutos antes de dormir. La Manzanilla Romana, por su efecto antiinflamatorio y calmante, se consume en forma de infusión. La Pasiflora, obtenida de la flor de la planta de maracuyá, tiene excelentes propiedades relajantes y se consume generalmente en forma de té o gotas solubles.

- Los aceites esenciales, como el de lavanda, poseen propiedades sedantes y relajantes.

- El CBD, también conocido como cannabidiol, ha demostrado mejorar el sueño en pacientes con trastornos de ansiedad y sueño (CBDBies, s.f.). Puede consumirse en forma de té, infusiones o aceite.

5.2. Depresión

La depresión puede variar desde estados de tristeza pasajeros hasta la aflicción que sigue a una pérdida u otro trastorno. En muchos casos, se producen cambios en la apariencia de las mujeres, en su comportamiento y en su forma de pensar. Afecta la capacidad de trabajar y de cuidarnos, y a menudo va acompañada de problemas del sueño, como la incapacidad de levantarse de la cama o el insomnio. Pueden surgir dificultades para concentrarse y recordar información, y es posible que se experimenten pensamientos de desesperanza e impotencia.

- Si te identificas con la descripción anterior, es recomendable que consultes a un especialista para que evalúe tu situación y te proporcione un tratamiento específico. Además, es importante tener en cuenta que la depresión es «un factor de riesgo independiente y muy importante de cardiopatía coronaria y osteoporosis» (Northrup, 2009:380).

Además del tratamiento con un profesional de la salud, que puede incluir la terapia hormonal sustitutiva, existen otras medidas que pueden tomarse, ya sea para prevenir o tratar síntomas leves:

- Hacer ejercicio regularmente tiene un efecto positivo en el estado de ánimo.

- Mantener una dieta equilibrada.

- Pasar tiempo en espacios con luz natural y al aire libre.

- Tomar vitaminas B6 y otras del complejo B, vitamina C, grasas Omega 3 y magnesio.

También se puede considerar el uso de suplementos herbales:

- La hierba de san Juan o hipérico (*Hypericum perforatum*) es un antidepresivo natural que normalmente se consume en forma de té.

- La valeriana (*Valeriana officinalis*) es uno de los tranquilizantes naturales más utilizados y un antidepresivo natural que se encuentra en cápsulas, tinturas y tés.

- La rhodiola (*Rhodiola rosea*) es conocida como la raíz de oro por sus propiedades, incluyendo suavizar la depresión.

- Ginkgo biloba.

- El CBD (*cannabidiol*) reduce la depresión y la ansiedad.

Es importante destacar que la depresión en las mujeres que atraviesan la perimenopausia o la postmenopausia suele estar relacionada con los cambios y el crecimiento que experimenta nuestra psique. A menudo, la depresión desaparece cuando las mujeres conectan con emociones reprimidas durante años, como la rabia o el enojo, ya que, como mencionamos anteriormente, a las mujeres se les educa para atender a los demás, a la pareja, los hijos o los padres, y reprimir sus verdaderos deseos para ser aceptadas en la sociedad.

5.3. Mente confusa

Otra preocupación expresada en talleres es que las mujeres notan que olvidan cosas, nombres y fechas, como si su mente no estuviera clara. También experimentan una pérdida de concentración que las hace sentir distraídas y les dificulta llevar el control de sus finanzas o colocar objetos en lugares inusuales. A veces se piensa que esto podría ser el comienzo de la enfermedad de Alzheimer, pero no es así. Es un estado normal debido a los cambios hormonales y la remodelación del cerebro que nos lleva a dejar de lado la lógica y a ser más intuitivas.

- En este proceso, pueden ayudarnos hierbas o suplementos como:

- Ginkgo biloba: ayuda a prevenir la pérdida de memoria y el cansancio mental.

- Hipérico o hierba de san Juan: es un antioxidante que protege las neuronas, mejora la capacidad cognitiva y la concentración.

- Glutatión, antioxidante vital.

- También la práctica de Mindfulness o estar presente, realizar crucigramas y pintar mandalas pueden ser útiles.

5.4. Pensamiento intuitivo: la sabiduría de la menopausia

Estudios científicos han demostrado que el cerebro cambia durante la perimenopausia. Los cambios hormonales activan un interruptor que influye en los lóbulos temporales, la región del cerebro relacionada con la intuición. A lo largo de la vida, las mujeres hemos enfrentado situaciones sin resolver en nuestras relaciones familiares, personales y laborales, asumiendo cargas que no nos corresponden y quedándonos en último lugar. Si retrocedemos a la época de la adolescencia, recordamos que fue una de las primeras etapas de cambios y turbulencias. Es cuando comenzamos a definir quiénes somos, nuestros sueños personales y lo que queremos lograr en el futuro, pero muchas veces esos procesos se ven interrumpidos. Por tanto, la perimenopausia nos brinda la oportunidad de retomar este proceso desde el punto en que lo dejamos en la adolescencia.

Durante miles de años, a las mujeres se nos ha enseñado a evitar el conflicto y el enfrentamiento. Sin embargo, la sabiduría de nuestro cuerpo se manifiesta en esta etapa de la vida y comenzamos a romper con los moldes impuestos por la sociedad. Reconocemos oportunidades ocultas y sincronicidades que nos rodean, lo que incluye:

- Un mayor entendimiento intuitivo.

- La capacidad para identificar problemas y situaciones disfuncionales.

- La habilidad para limpiar y crear espacio y orden.

CAPÍTULO 6
CUERPO EMOCIONAL

Comprender nuestras emociones y pensamientos influye en todas nuestras células y hormonas. Desde hace mucho tiempo, se conoce la conexión existente entre nuestras emociones y nuestro estado de salud, aunque durante varias décadas, muchos profesionales de la salud han hecho caso omiso de ello.

Los problemas de salud y el dolor que podemos estar experimentando durante esta etapa como mujeres maduras no necesariamente están causados por emociones difíciles, sino por emociones no resueltas que han estado presentes durante años y que continúan generando la misma respuesta en nuestro cuerpo. Este es el momento adecuado para trabajar en ellas con la ayuda de un profesional de confianza.

6.1. Cambios de humor

Al igual que en el periodo premenstrual, durante esta etapa son comunes los cambios de humor. Podemos experimentar sentimientos de tristeza, pérdida, miedo, rabia, entre otros.

En muchos casos, estos cambios se deben a las fluctuaciones hormonales que estamos experimentando. Sin embargo, también forman parte de la sabiduría que está emergiendo y que necesita ser reconocida, escuchada y trabajada.

Estas fluctuaciones hormonales sirven para que afloren viejos recuerdos y emociones, especialmente la rabia. Aunque la rabia no siempre es socialmente aceptada en las mujeres, al igual que en los hombres, se manifiesta a menudo como irritabilidad, malhumor o depresión. Como mujeres, necesitamos reconocer y expresar nuestra rabia, entender lo que nos está diciendo y la perimenopausia es una oportunidad para hacerlo.

Las recomendaciones más útiles incluyen:

- Tomarte tiempo para ti misma.

- Descansar.

- Llevar un diario para registrar tus sensaciones, emociones y pensamientos.

- Practicar yoga, meditación o Mindfulness.

- Utilizar infusiones de hierba de san Juan o hipérico.

También puedes aplicar aceites esenciales, como:

- Bergamota: con su aroma cítrico, genera sentimientos positivos y bienestar, un antídoto contra el malhumor.

- Geranio: de fragancia dulce, eleva el estado de ánimo y promueve el bienestar emocional.

- Tomar terapias holísticas para equilibrio y liberación de emociones.

6.2. El síndrome del nido vacío

Lo primero que nos viene a la mente al leer o escuchar esta expresión es el momento en que una mujer se queda sin hijos, cuando estos han volado fuera del nido o del hogar para recorrer el mundo o formar sus propias familias. Sin embargo, este síndrome también puede manifestarse cuando se ha experimentado una separación de pareja después de muchos años, una pérdida en el ámbito profesional o laboral, incluyendo la jubilación, o la pérdida de los padres a quienes se cuidaba, o incluso una combinación de estas situaciones.

Este síndrome se caracteriza por una sensación de pérdida, soledad y estar en un limbo cuando el hogar queda en silencio o cuando la rutina en casa cambia drásticamente, y tenemos la impresión de que ya no tenemos mucho que hacer y que quizás ya no somos útiles. En ocasiones, deseamos que el pasado regrese, lo cual puede causar dolor, angustia y miedo. Estamos frente a una especie de «muerte», y dependerá de cada persona decidir si continúa con estos sentimientos sombríos, incluso llegando a una depresión, o si lo encara como el inicio de una nueva vida, es decir, «un renacimiento» personal.

La recomendación es enfrentar las emociones que surgen, vivirlas plenamente, permitirse llorar tanto como sea necesario y enfocarse en el presente.

En este proceso, pueden resultar de gran ayuda prácticas como el mindfulness, la meditación, el yoga y terapias holísticas como el Reiki. El Reiki es una terapia de origen japonés que significa «energía vital universal», es decir, la energía vital que fluye en nosotras como seres humanos en armonía con la Energía Universal o Divina. El terapeuta canaliza esta energía universal a través de sus manos hacia los siete principales centros energéticos o chakras de la mujer a tratar, restableciendo el equilibrio y la armonía en los diferentes cuerpos, lo que puede ayudar en el proceso de duelo y a reconectar con la energía de la vida.

6.3. Relación de pareja

Durante los años del climaterio, que comprenden tanto la perimenopausia como la postmenopausia, esta etapa de cambios trae consigo la necesidad de que la mujer también transforme su relación consigo misma y con su pareja. En este periodo, se experimentan cambios en la percepción, intuición, creatividad y emociones. Mientras que en la etapa anterior, la mujer suele centrarse en el exterior, dando a luz o criando a sus hijos, brindando su tiempo, atención y cuidado a su familia, pareja e hijos, la segunda parte de la vida trae nuevas prioridades y la oportunidad de reevaluar las relaciones.

En ocasiones, durante esta reevaluación, una mujer puede darse cuenta de que no está satisfecha ni enamorada de su vida, especialmente en su vida de pareja, lo que podría afectar su libido. Puede surgir el deseo de alejarse, junto con emociones reprimidas, como el agotamiento por cuidar constantemente, la sensación de haber postergado sus sueños o la falta de atención emocional por parte de su pareja. Además, para muchas mujeres maduras, la función sexual masculina puede ser un problema, ya que muchos hombres experimentan disfunción eréctil en esta etapa de la vida y, en ocasiones, les resulta incómodo hablar al respecto o buscar tratamiento.

Todas estas situaciones y emociones acumuladas pueden llegar a un punto crítico. Si la pareja tiene la capacidad de comunicarse y negociar, pueden examinar juntos lo que ya no funciona en esta etapa de la vida y trabajar en la construcción de una nueva relación, reavivando la pasión y otros aspectos. En ese caso, la relación puede seguir prosperando. Sin embargo, si no es posible este diálogo, la ruptura podría ser inevitable, y será necesario aceptar la separación.

Será de gran beneficio considerar lo siguiente:

- Practicar el Mindfulness.

- Participar en sesiones de Sanación del Alma Femenina, una terapia energética ofrecida por una Moon Mother ® que se enfoca en sanar conflictos y situaciones femeninas en el útero, el corazón y la mente.

- Buscar sesiones individuales o en pareja de mentoría con una terapeuta sexual, mentora de transformación o coach de vida.

6.4. Autoestima e imagen

Dos de las situaciones más evidentes y que impactan en nuestra autoestima y a las que nos enfrentamos en la edad madura son el envejecimiento y la imagen corporal. Recordemos que la menopausia a menudo se asocia con la vejez y la falta de atractivo, mientras que el mundo moderno está orientado hacia la juventud. Las arrugas y las canas, en general, no son muy aceptadas y a menudo son mal vistas. Sin embargo, cada vez más mujeres en el mundo están trabajando para que la imagen de la mujer mayor sea aceptada, y esto se logra mediante la aceptación de los cambios a nivel personal y luego proyectándolos hacia el exterior.

Existen muchas formas, tratamientos y productos para mantener la salud de la piel, tanto en el rostro como en el cuerpo, para las mujeres que estamos en la perimenopausia y la posmenopausia, desde la terapia hormonal hasta tratamientos estéticos en clínicas.

En nuestro caso, comparto algunas recomendaciones a tener en cuenta para el cuidado de nuestra piel:

- Utilizar productos adecuados sin ingredientes agresivos.

- Evitar exponerse al sol durante largos periodos, especialmente en las horas del mediodía y la tarde, y utilizar protector solar.

- Mantener una rutina de limpieza facial, retirando el maquillaje a diario, usando cremas hidratantes y sueros adecuados a nuestras necesidades.

- Beber al menos ocho vasos de agua al día, preferiblemente de buena calidad (agua alcalina o incluso solarizada).

- Mantener una dieta equilibrada que incluya fibra y cuidar también nuestra salud mental.

- Considerar tomar vitaminas o suplementos como la vitamina C, E o la coenzima Q10, que son antioxidantes esenciales, o la melatonina, que también es un excelente antioxidante además de colágeno y Glutatión, antioxidante vital.

  - En cuanto a la imagen corporal, durante esta etapa de cambios, uno de los más notorios es nuestro cuerpo, que tiende a ganar peso en general. Esto no solo debe ser observado desde la perspectiva de la imagen, ya que los medios de comunicación suelen presentar imágenes de mujeres jóvenes y delgadas como ideal. Esto lleva a creer que solo siendo delgadas seremos socialmente aceptadas. Sin embargo, es crucial cuidar nuestra salud en este proceso.

- En caso necesario, es recomendable consultar a un especialista de la salud para definir un plan de alimentación que considere aspectos como reducir la inflamación, mejorar la digestión, controlar los niveles de azúcar y añadir suplementos o vitaminas necesarios. También se debe evaluar la presencia de estrés y tratarlo, además de incorporar ejercicio físico, como se ha mencionado en capítulos anteriores.

- Además, en ambas situaciones, ya sea en la apariencia de nuestra piel o en la de nuestro cuerpo, es esencial aceptar los cambios que conlleva la edad y aceptarnos a nosotras mismas. Vivir el presente es fundamental.

- Hay que reconocer que, independientemente de la forma y el tamaño de nuestro cuerpo, este es nuestro primer hogar, y sentir gratitud hacia él es un gran paso para mejorar la autoestima, sin importar lo que la sociedad dicte como aceptable.

- Trabajar frente al espejo mediante afirmaciones puede ser de gran ayuda. Si a una mujer le resulta difícil pararse frente a un espejo de cuerpo completo, puede comenzar con uno más pequeño y repetir afirmaciones como «me amo y me acepto» varias veces al día durante varios días, hasta internalizarlo como una verdad. Con el tiempo, podrá hacerlo frente a un espejo más grande que refleje su cuerpo completo y seguir repitiendo afirmaciones como «soy atractiva», «amo mi cuerpo» y «tengo confianza en mí misma». Estas afirmaciones deben ser positivas, estar en tiempo presente y ser concretas, y pueden ser repetidas en voz alta o en silencio. También se pueden escribir en notas pequeñas y colocarlas en lugares visibles para recordarlas a lo largo del día. La práctica constante de afirmaciones motiva a quien las dice a lograr el cambio que desea.

- Es importante destacar que cuanto mejor nos sintamos en nuestro cuerpo y más lo disfrutemos, nos sentiremos más sensuales y esto contribuirá a una mejora en nuestra vida afectiva y sexual.

Capítulo 7
Cuerpo espiritual

La mujer en la etapa perimenopáusica y durante sus primeros años después de la menopausia está conectada con el arquetipo de la hechicera. En esencia, esta fase representa la energía del cambio, el soltar y la conciencia espiritual. Se encuentra en un punto intermedio entre lo interno y lo externo, entre el mundo material y el espiritual. Nos inspira a buscar orientación en lo profundo de la intuición y a vivir una espiritualidad libre de ataduras religiosas, en sintonía con nuestra propia sacralidad. En el caso de la mujer postmenopáusica, «tiene la capacidad de ofrecer a sus hijos su conocimiento y experiencia acerca del mundo interior, la divina fuente creativa y la espiral del linaje» (Gray, 2010 b: 244).

En esta fase, es de vital importancia tener al menos un proyecto creativo. Lo fundamental no es el resultado en sí, sino la alegría que proporciona el proceso y la realización del deseo de crear y manifestar, siendo el proyecto creativo más importante el diseño y la creación de una nueva etapa de vida personal. Esto se logra estando en conexión con lo que cada mujer considera superior a sí misma, ya sea lo Sagrado o cualquier otra fuente de amor y creatividad que elija.

Entre las posibilidades de manifestación, destacamos las siguientes.

7.1 Viajar y conocer otras tierras y culturas

Algunas mujeres, después de haber pasado una fase de maternidad dedicada al cuidado, la nutrición y la protección de otros, sienten la necesidad de alejarse de lo conocido y aventurarse en el mundo exterior para vivir las experiencias que creen que les faltaron. Pueden hacerlo solas, en compañía de otras mujeres en situaciones similares o con su pareja, ya sea la anterior o una nueva.

7.2. Sexo: cambios en la vida sexual

Ante la pérdida, viudez, separación o divorcio, la continuación de una relación de años que necesita ser redefinida o la decisión de dejar la vida en solitario para explorar una nueva forma de placer, las mujeres pueden experimentar cambios significativos en su vida sexual. Esto implica dejar atrás las restricciones impuestas por creencias familiares o sociales y construir experiencias que las reconecten con la vida y con una sexualidad sagrada.

7.3 Expresarse a través del arte, paisajismo y decoración

El arte es una de las formas más antiguas de expresión, refleja la visión que el artista tiene de sí mismo y del mundo que le rodea. Puedes embarcarte en el estudio y la práctica de alguna forma de arte, como la pintura, la escultura, la orfebrería, la cerámica, entre otros.

- También puedes explorar la música y aprender a tocar un instrumento, como el tambor. Este instrumento ha sido considerado femenino, ya que su forma recuerda el círculo de la tierra y el útero. La voz del tambor imita el latido de la vida en el vientre materno, y al tocarlo, puedes liberarte de las limitaciones y restricciones impuestas por la mente, despertando la conciencia de tu mundo interior. Además, puede ayudar a liberar energía y, si lo tocas mientras alguien baila, vuestras energías se fundirán.

- El canto es otra opción, ya que la voz es un instrumento que todos poseemos y que permite dar forma a las energías creativas a través del sonido. Es una forma de expresar nuestra energía y, en algunos casos, incluso puede tener un efecto sanador.

- La danza, en tiempos antiguos, formaba parte de ceremonias religiosas y rituales, siendo el cuerpo que danza el vínculo entre los mundos externos e internos. Al bailar, la mente deja de lado los pensamientos cotidianos y se sumerge en el ritmo de la música. Las restricciones intelectuales se disuelven y el ser se expresa a través del cuerpo. En la actualidad, puedes encontrar clases que van desde bailes de salón hasta danzas inspiradas en lo que se conoce como «el giro derviche» o «danza sufí», donde girar sobre tu propio eje te lleva a un estado místico y de comunión con la divinidad.

- La escritura es otra forma de expresión. Puedes transmitir situaciones, vivencias, experiencias personales o historias, tanto reales como de fantasía, a través del lenguaje escrito. No es necesario ser una autora muy publicada o una gran poeta. Puedes escribir libros o textos de tu propia autoría o canalizados, donde te conviertes en un canal para plasmar los mensajes de tus Guías de Luz personales.

- El paisajismo es el arte de transformar y organizar elementos físicos y naturales en tu jardín o en el de otras personas para su disfrute. Requiere observación, habilidades de diseño, planificación y organización. En muchos casos, está relacionado con el diseño y la decoración de interiores.

- También puedes expresarte a través de la decoración de tu espacio vital, así como el de otras personas. Incluso puedes aprender y poner en práctica el Feng Shui, un arte milenario de China que busca la armonía entre el ser humano y los lugares donde pasa la mayor parte de su vida. Esto implica considerar desde la orientación de la casa y los muebles hasta los colores de cada habitación.

7.4. Aprender acerca de la herbolaria y otras formas no tradicionales de curación

La herbolaria es el resultado de milenios y siglos de sabiduría, de contribuciones de diversos campos para aprovechar los beneficios de los productos vegetales y las plantas sin los riesgos asociados al consumo de químicos.

- Otras formas no tradicionales de curación, como las terapias holísticas o energéticas, incluyen el Reiki en sus diferentes tipos, la sanación a través de la imposición de manos, la terapia con cristales o cuarzos, el acompañamiento durante el embarazo y el posparto (Doula), la aromaterapia utilizando aceites esenciales, entre otras.

7.5. Encontrar la misión de vida

Como mencioné anteriormente, muchas definiciones de la vida quedaron sin resolver en la adolescencia, y es en esta etapa cuando vuelven a surgir. También es el momento de la jubilación, de dejar la profesión para la cual se había preparado, de abandonar una actividad laboral externa o doméstica que se realizaba, por ejemplo, para mantenerse económicamente, siguiendo la dirección del grupo social o familiar y no necesariamente como un ejercicio conectado con el propósito de la vida.

El tiempo transcurrido, las experiencias adquiridas y el cambio en el pensamiento y la mente de las mujeres hacen que la definición y vivencia de la misión de vida cobren protagonismo. Está relacionada con dejar un legado que va más allá de la propia familia e involucra a la sociedad y a diferentes generaciones.

Capítulo 8
Los chakras

Nosotros, como seres humanos, somos un microcosmos dentro de un macrocosmos donde todo está interconectado y relacionado. La Energía Universal fluye a través del cosmos y llega hasta nosotros mediante un sistema energético, siendo uno de los componentes fundamentales lo que se conoce como «chakras» o centros energéticos.

- Estos chakras están alineados a lo largo de la columna vertebral y están en constante movimiento circular, de ahí su nombre, que proviene del sánscrito y significa «rueda». Se asemejan a cálices florales con forma de embudo, cada uno con un número diferente de pétalos.

- Cada chakra posee atributos únicos y está relacionado con un color, una función y una glándula endocrina, entre otros aspectos. Funcionan como válvulas interconectadas que permiten captar y canalizar la Energía Universal. Se trata de un sistema armonioso en el que, si se produce un bloqueo en uno de los chakras debido a sentimientos reprimidos o necesidades insatisfechas, esto puede afectar a los demás chakras, dando lugar a enfermedades y dolencias.

- A continuación, encontrarás información sobre cada uno de los siete chakras principales. Te invito a enfocar tu atención en las señales de desequilibrio y en las estrategias para mejorar, de modo que puedas asociar cualquier situación que estés experimentando en alguno de tus cuerpos (como se describe en los capítulos anteriores) con el chakra correspondiente. De esta manera, contarás con herramientas adicionales para mejorar tu bienestar.

Muladhara

El primer chakra se conoce como Muladhara y se ubica en la base de la columna vertebral, en el perineo. Está relacionado con el elemento Tierra y su color es el rojo. Su función principal es la supervivencia y la seguridad.

- Señales de desequilibrio: estreñimiento, lesiones en las rodillas y las piernas, enfermedades óseas, sentimientos de desarraigo, miedo y dificultad para establecer límites.

- Estrategias para mejorar: conecta con tu sentido del olfato, establece contacto con el elemento Tierra y repite la afirmación «me siento segura y protegida».

Svadhisthana

El segundo chakra, conocido como Svadhisthana o centro sacro, se encuentra justo encima de los genitales, a dos o tres dedos debajo del ombligo. Este chakra está relacionado con el elemento Agua y su color es el naranja. Nos conecta con la libertad y el placer.

- Correspondencias corporales: cavidad pélvica, órganos reproductores, riñones y vejiga.

- Glándulas correspondientes: órganos sexuales, ovarios, próstata y testículos.

- Señales de desequilibrio: problemas sexuales, de riñones y vejiga, miedo al placer, represión de los deseos, soledad y falta de creatividad.

- Estrategias para mejorar: conecta con tu sentido del gusto, relacionándote con el elemento agua a través de actividades como nadar y disfrutar de duchas y baños relajantes. Practica bailes de cadera como salsa, merengue y danza del vientre. Repite la afirmación «disfruto la vida».

Manipura

El tercer chakra, llamado Manipura, se localiza en el plexo solar, en la parte superior del abdomen, entre las costillas y el ombligo. Está asociado al elemento Fuego y su color es amarillo a dorado. Este chakra gobierna las emociones.

- Correspondencias corporales: parte inferior de la espalda, cavidad abdominal, sistema digestivo, estómago, bazo y vesícula biliar.

- Glándulas correspondientes: páncreas e hígado.

- Señales de desequilibrio: enfermedades del aparato digestivo, acidez, sobrepeso, fatiga, falta de autoconfianza, insatisfacción personal, mal humor y sensación de desconexión.

- Estrategias para mejorar: conecta con el color amarillo y el elemento Fuego. Puedes hacer fogatas, encender velas preferiblemente amarillas, tomar el sol y sentir esa energía solar. Repite la afirmación «creo en mi poder».

Anahata

El cuarto chakra, llamado Anahata o centro del corazón, se encuentra en el centro del pecho. Su color es verde y rosa, y está asociado al elemento Aire.

- Correspondencias corporales: corazón, parte superior de la espalda, zona inferior de los pulmones y sangre.

- Glándula correspondiente: timo.

- Señales de desequilibrio: enfermedades cardíacas y respiratorias, dificultad para amar y sentirse amado, sentimiento de aislamiento y desconexión.

- Estrategias para mejorar: conecta con el tacto, como mediante automasajes o masajes profesionales. También, toma conciencia de tu respiración para conectar con el elemento Aire. Repite la afirmación «doy y recibo amor».

Vishuddha

El quinto chakra, conocido como Vishuddha o chakra de la garganta, se ubica entre la nuez y la laringe. Su color es azul claro o verde azulado, y está relacionado con el elemento Éter.

- Correspondencias corporales: zona del cuello, cervical, barbilla, orejas, aparato del habla y la zona superior de los pulmones.

- Glándula correspondiente: tiroides.

- Señales de desequilibrio: problemas de garganta y de la voz, dificultad para comunicarse y temor a expresarse por miedo.

- Estrategias para mejorar: conecta con el sentido del oído, ya sea escuchando música que te guste, disfrutando del canto o simplemente practicando momentos de silencio y enfocándote en este sentido. Repite la afirmación «expreso lo que siento».

Agna

El sexto chakra, Agna, también conocido como el tercer ojo, se encuentra en el centro de la frente. Su color puede variar entre añil, índigo, amarillo y violeta. Este chakra está relacionado con la percepción extrasensorial e intuición.

- Correspondencias corporales: rostro, ojos, nariz, cerebelo y sistema nervioso central.

- Glándula correspondiente: pineal.

- Señales de desequilibrio: problemas de visión, dolores de cabeza, sensación de desconexión con la intuición y guía interior.

- Estrategias para mejorar: conecta con la visión más allá de lo físico, confiando en tu capacidad de clarividencia. Cierra los ojos y siente la conexión con la Fuente. Repite la afirmación «sigo mi guía interior».

Sahasrara

El séptimo chakra, llamado Sahasrara o chakra corona, es conocido como el loto de mil pétalos. Se encuentra encima de la cabeza y en el centro. Su color abarca violeta, blanco y dorado.

- Correspondencia corporal: cerebro.

- Glándula correspondiente: pituitaria.

- Señales de desequilibrio: rigidez mental, materialismo, desprecio por la espiritualidad, sensación de falta de sentido y propósito.

- Estrategias para mejorar: conecta con tu propia espiritualidad y con esa energía superior. Repite la afirmación «me conecto con la Fuente».

Más información

Además de las herramientas previamente mencionadas para mejorar cada chakra, puedes explorar diferentes terapias destinadas a equilibrar todos ellos, lo que se conoce como «equilibrio de chakras,» y restaurar la armonía perdida. Algunas de estas terapias incluyen:

- Terapia de cristales, también conocida como Cristaloterapia, en la cual se utilizan piedras semipreciosas y cristales como el cuarzo, la amatista y el ópalo, que se colocan sobre el chakra correspondiente.

- Terapia de sonido utilizando cuencos tibetanos. Estos son instrumentos musicales de metal que originalmente se usaban en Tíbet con fines ceremoniales y que, a partir de la década de 1970, comenzaron a utilizarse en el mundo occidental. Su funcionamiento se basa en que el cuenco emite ondas sonoras curativas sobre los diferentes chakras.

- Reiki, una terapia de origen japonés en la cual se armoniza la energía de la persona. Durante una sesión de Reiki, el terapeuta, quien actúa como un canal, coloca sus manos sobre cada uno de los siete chakras para canalizar la energía y promover la sanación.

CAPÍTULO 9
TE INVITO A TRANSFORMAR TU VIDA Y VIVIR EN PLENITUD

Después de todo lo que hemos explorado a lo largo de este libro, nos hemos dado cuenta de que la etapa de la perimenopausia y los primeros años después de la menopausia conlleva cambios, y no solamente en nuestro cuerpo físico, sino en todos los aspectos de nuestras vidas. Las fluctuaciones en nuestras hormonas son evidentes, las creencias preexistentes, nuestras historias personales y las fuentes de estrés a las que hemos estado y estamos expuestas provocan un cambio en nuestra psicología, lo cual genera diversas reacciones y opciones a seguir. Aquí quiero resaltar dos de ellas.

- Por un lado, podemos sumirnos en una queja constante ante los diversos síntomas o molestias que van surgiendo, como los sofocos, dolores de cabeza o la pérdida de cabello, afirmando la creencia de que esta etapa, antes y después de la menopausia, es una especie de padecimiento o enfermedad que debemos soportar o incluso sufrir, centrando la mayor parte de esta fase en lo puramente físico. Podemos seguir un tratamiento médico convencional o buscar consejos de otras mujeres que están en circunstancias similares, permitiendo que las influencias externas y nuestras propias creencias nos guíen sin conectarnos con la sabiduría de atravesar y superar esta etapa.

- Por otro lado, podemos tomar conciencia de que es una fase natural dentro del proceso de la vida, viviendo el presente y considerándolo como un periodo de aprendizaje, reflexión y adaptación a los cambios. Podemos prestar atención al ser humano completo que somos como mujeres. Este es un momento para profundizar en la información que he compartido en las páginas anteriores y crear un plan o una agenda para transitar esta etapa en compañía de un profesional de la salud con el que te sientas cómoda. También es un momento para agradecer por llegar a lo que en la actualidad se considera la mitad de la vida, teniendo en cuenta una expectativa de vida entre los 72 y 84 años.

- El simple hecho de haber adquirido este libro o estar leyendo estas palabras me hace creer que estás optando por el segundo camino. Por eso, te animo a disfrutar el proceso, a emprender la transformación de tu vida. Ten en cuenta que transformar no es simplemente cambiar; significa evolucionar, dejar atrás costumbres, creencias y hábitos que ya no necesitas, iniciando una nueva fase o vida.

9.1. Diseñar tu camino después de la menopausia

Existen diferentes formas de diseñar este camino. Puedes buscar el apoyo de un coach o mentora de vida, de transformación u holística para que te guíen en tu proceso. También puedes seguir una metodología para diseñar un proyecto o emprendimiento y adaptarla a tu situación personal. O bien, puedes utilizar las herramientas que detallaré a continuación, que pueden ser de gran ayuda. Son dos enfoques que te permitirán obtener una visión clara y concreta de tus metas y deseos para tu camino y propósito de vida.

I. Meditación

Puedes realizar esta meditación cada vez que necesites orientación o claridad en tus proyectos creativos o en tu visión de vida. Si lo deseas, puedes grabarla para seguir la meditación con tu propia voz.

- Para comenzar, elige un espacio tranquilo y sin interrupciones, donde puedas estar cómoda durante varios minutos. Puedes ambientarlo con música suave para meditación, aromatizarlo con aceites esenciales o incienso, y usar una silla o cojines en el suelo para sentirte relajada. Como mencioné anteriormente, puedes grabar la meditación para escucharla más tarde.

- Una vez estés lista, siéntate con la espalda recta en el lugar que hayas elegido. Cierra los ojos y realiza tres respiraciones profundas: inhala por la nariz y exhala por la boca, liberando las tensiones de tu cuerpo y los pensamientos que puedan distraerte.

- Comienza tu viaje visualizando que estás en un lugar seguro y tranquilo en la naturaleza, en el inicio del otoño. Observa los colores amarillo y naranja de las hojas de los árboles y acércate a una mujer de mediana edad con una energía de hechicera que se acerca a ti. Te invita a seguirla, y caminas a su lado hasta llegar a un arroyo, un pozo o un espejo de agua. Te acercas a ese cuerpo de agua y te sientas en una posición segura, contemplando la imagen reflejada.

- Desde lo más profundo de tu corazón y tu ser, siente la imagen que se refleja en el agua. Es tu propia imagen, pero con un peinado y vestuario diferentes, con un maquillaje distinto, realizando actividades que conectan con tu ser femenino, creativo y en total armonía. Obsérvala y siéntela con el máximo detalle posible. Puedes incluso percibir sonidos y olores que confirmen lo que haces y dónde te encuentras. Tómate unos minutos para experimentar plenamente esta imagen. Una vez que hayas disfrutado de esta experiencia lo más real posible, retírate del cuerpo de agua, levántate y mira a la hechicera que ha estado a tu lado. Agradécele por la experiencia y la claridad obtenida.

- Regresa al lugar de la naturaleza desde donde comenzaste, toma conciencia nuevamente del entorno en el que te encuentras. Siente tu cuerpo sobre la silla o el cojín. Mueve los dedos de los pies y las manos. Toma una respiración profunda y abre los ojos. Siéntate durante un momento, estírate y levántate con la claridad que necesitabas. Te recomiendo que a continuación escribas tu experiencia en una libreta especial o en tu dispositivo móvil, o si lo prefieres, puedes grabarla.

II. Mapa de sueños

Una forma más tangible de trasladar y plasmar tus deseos y metas a corto plazo, ya sea para seis meses o un año, es mediante la creación de un mapa de sueños, también conocido como *vision board*. Para esto, necesitas reunir varios materiales, como cartón, cartulina, hojas de papel bond, preferiblemente de colores, impresiones de fotografías que representen las cosas, objetos o situaciones que deseas vivir o los sueños que deseas cumplir. Puedes obtener estas imágenes de revistas. Además, necesitarás pegamento, marcadores de colores o lápices, si es posible, una foto tuya, y brillos o brillantina.

- Una vez que tengas estos materiales listos, puedes comenzar a trabajar en tu mapa de sueños. Te recomiendo que elijas un espacio en tu hogar u oficina que sea tranquilo, donde puedas concentrarte y conectarte con tu interior, con tu guía interior. Luego, define las áreas de tu vida en las que deseas manifestar esos sueños. Esto puede incluir aspectos como el dinero y los ingresos que deseas tener, tu actividad laboral o emprendimiento, tus momentos de entretenimiento y ocio, tu salud, tu relación de pareja o tu familia. También puedes pensar en las cualidades que deseas desarrollar o incluso en personas o modelos a seguir que te inspiren. A partir de todas las imágenes disponibles, selecciona aquellas que mejor representen lo que acabas de describir.

- Además, puedes incluir frases motivadoras y palabras escritas a mano, ya que esto le dará más fuerza a tus deseos. Luego, sigue tu intuición y organiza toda esta información en la cartulina que hayas elegido. Si lo deseas, puedes colocar tu foto en el centro y distribuir todas las imágenes y frases alrededor de ella, formando un conjunto armonioso.

- Si tienes conocimientos de Feng Shui, puedes incluso utilizar los nueve campos del Pa-Kua, considerando su forma y ubicación: Carrera profesional, Conocimientos, Familia, Riqueza, Fama, Pareja, Hijos, Amigos solidarios y Fuerza Vital (Sator, 2006: 40), para elaborar tu «mapa de sueños» de manera más enfocada.

- Si lo consideras necesario, puedes crear un mapa de sueños específico para cada una de tus metas o sueños. Por ejemplo, si deseas mudarte a una nueva casa, busca fotografías de cada espacio de tu casa ideal, con todos los detalles que deseas, como colores, formas, texturas y tamaño, entre otros. Si estás pensando en iniciar un negocio o emprendimiento, busca imágenes que representen el tipo de negocio, el perfil de tus futuros clientes, la oficina física que tendrás, incluyendo espacios específicos, o si tu negocio será en línea, visualiza el equipo que necesitarás y el diseño de la página web, entre otros detalles.

- Una vez que hayas completado tu mapa de sueños, es conveniente que lo coloques en un lugar visible para que puedas darle fuerza a tus intenciones, o bien, puedes guardarlo en un lugar especial para ti, y de vez en cuando, enviarle energía hasta que tus sueños se conviertan en realidad.

9.2. Otros recursos para una nueva fase

La risa o risoterapia

Recuerdo una frase que se repetía en una revista que mi papá siempre tenía en casa, hace varias décadas atrás: «la risa es la mejor medicina». Tener un buen sentido del humor y reír a menudo nos permite disfrutar más de la vida, mejorar nuestras relaciones sociales y fortalecer los lazos familiares en un ambiente relajado. Además, eleva nuestro estado de ánimo y nos brinda mayor capacidad para enfrentar los desafíos de la vida.

- A medida que envejecemos, solemos perder la espontaneidad y la capacidad de reírnos, y todo se torna más serio. Por esta razón, quiero destacar la importancia de volver a conectar con la risa para las mujeres que han superado la menopausia. Esa respuesta natural del organismo que nos llena de emociones positivas debe recuperarse.

- Puedes reconectar con la risa viendo películas cómicas, visitando parques de diversiones o reuniéndote con personas alegres. En caso de necesitarlo, también puedes considerar la risoterapia, una terapia que utiliza el humor y la risa para aliviar el dolor, el estrés y las emociones negativas (Psicología Online, s.f. b). Algunos de sus beneficios incluyen la mejora de la presión arterial, un aumento en la oxigenación, el fortalecimiento del sistema inmunológico y la ayuda para conciliar el sueño, además de los beneficios emocionales previamente mencionados.

Tener un grupo o círculo de mujeres

Las mujeres, por naturaleza, necesitamos expresar nuestros sentimientos y experiencias con otras mujeres, recibir y ofrecer palabras de aliento; compartir es una parte esencial de ser mujer. Sin embargo, la vida cotidiana, las responsabilidades profesionales y familiares, a menudo nos hacen olvidar la importancia de la comunidad.

- En el pasado, las mujeres solían reunirse durante la menstruación en espacios comunes, donde descansaban y compartían conocimientos y experiencias entre generaciones. Lamentablemente, la mayoría de esos espacios sagrados se han perdido con el tiempo. En esta etapa cercana a la menopausia y, sobre todo, más allá de ella, es fundamental recuperar estas conexiones a medida que las responsabilidades familiares y laborales disminuyen.

- Puedes integrarte a un grupo de mujeres con un interés común, como la lectura, la oratoria, la creación de manualidades o incluso un grupo de apoyo a una causa social. También puedes considerar unirte o crear un círculo de mujeres, conocido en esta etapa de la vida como un «círculo de mujeres sabias». Este círculo posee una dimensión sagrada y representa la sabiduría de todas sus integrantes. Cada mujer es igual de importante y ninguna es superior a las demás. Todas están conectadas espiritual y energéticamente al centro del círculo y entre sí.

- Gracias a internet, puedes buscar grupos o círculos cercanos a tu ubicación, o si no existen grupos presenciales, puedes unirte a los que se organizan en línea.

Tener una mascota o un animal doméstico

¡Es maravilloso despertar cada mañana junto a una de mis perritas y sentir su amor incondicional! Los animales nos brindan compañía, seguridad y nos hacen sentir necesarias, especialmente cuando vivimos solas, ya sea por elección, después de una separación, el divorcio, el alejamiento de los hijos, la viudez o la jubilación.

- Las mascotas nos conectan con el mundo que nos rodea, desvían nuestra atención de nosotras mismas e incluso nos ayudan a establecer nuevas relaciones personales mientras paseamos a nuestros animales y conocemos a otras personas en la misma situación. Se ha demostrado que estar con animales disminuye la presión arterial, acariciar a un perro o contemplar los peces en una pecera o acuario, e incluso hablarles a los pájaros.

- Si no puedes tener mascotas en tu hogar o lugar de residencia, te recomiendo que consideres apoyar a alguna fundación o refugio que rescate y cuide del bienestar de los animales.

9.3. Para inspirarte

Como punto final de este libro, quiero compartir contigo cinco reseñas biográficas de mujeres que han tenido un impacto significativo en el mundo en diferentes áreas, incluyendo la salud, la literatura y la moda. Estas mujeres han vivido muchos años después de la menopausia y han continuado siendo sumamente productivas en sus respectivos campos, a partir de sus años de perimenopausia.

Florence Nightingale (1820-1910)

Florence Nightingale fue una enfermera y estadista británica, conocida por ser la creadora del primer modelo conceptual de enfermería. A los 40 años, fundó la Escuela y Hogar para

Enfermeras Nightingale en el Hospital St. Thomas de Londres, marcando así el inicio de la formación profesional en el campo de la enfermería. Además de su legado en la enfermería, dejó más de 200 escritos, incluyendo artículos y libros.

Coco Chanel (1883-1971)

Coco Chanel, la famosa diseñadora de moda francesa, revolucionó la moda femenina en el siglo XX. Después de la Segunda Guerra Mundial, en 1954, resucitó con éxito su propio estilo Chanel, creado originalmente en los años 20. Es reconocida por su enfoque minimalista y por popularizar la ropa cómoda y práctica para las mujeres, como el icónico «vestido negro» y los trajes de tweed. Fue pionera en el uso de materiales como la lana de punto en la moda de alta costura y creó el famoso perfume Chanel No. 5.

Jean Shinoda Bolen (1936)

Jean Shinoda Bolen, doctora en medicina, terapeuta y profesora de psiquiatría en Los Ángeles, Estados Unidos, es una destacada figura en la psicología de la mujer, con un enfoque particular en el análisis junguiano. En 1984, publicó *Las diosas de cada mujer*, un libro que ayuda a las mujeres a comprender sus cualidades y características a través de las historias y personalidades de diferentes diosas mitológicas. Ha escrito más de una docena de libros exitosos que destacan las cualidades únicas de las mujeres y promueven su empoderamiento.

Isabel Allende (1942)

Isabel Allende, escritora chilena nacida en Lima, ha tenido una carrera literaria que abarca casi 60 años, en los cuales ha cosechado docenas de premios y escrito más de 20 novelas, además de algunas obras de no ficción. Inició su camino en la escritura mientras estudiaba periodismo y trabajaba como redactora y columnista en medios impresos y televisión.

Después del golpe militar en Chile en 1973, se exilió a Caracas, donde comenzó su prolífica carrera literaria. Su primera gran novela, *La casa de los espíritus*, publicada en 1982, está asociada con el realismo mágico. Desde entonces, ha escrito obras como *Afrodita* en 1998, *Hija de la fortuna* en 1999, y sus memorias, *Mi país inventado*, en 2003.

Oprah Winfrey (1954)

Oprah Winfrey, nacida en Misisipi, Estados Unidos, es una empresaria y presentadora de televisión conocida por haber mantenido durante veinticinco años un icónico programa de entrevistas, que se emitió desde 1986 hasta 2011. Posteriormente, fundó su propia cadena de televisión, Oprah Winfrey Network (OWN). A pesar de una infancia traumática, se convirtió con el tiempo en una brillante comunicadora. Su fórmula de éxito incluye su extraordinaria empatía, su interés por temas culturales y humanos profundos, así como su enfoque en la superación personal, el altruismo y la espiritualidad.

Conclusión

Te invito a convertir la menopausia en una oportunidad para transformar tu vida y vivirla en plenitud.

BIBLIOGRAFÍA

Biografías y Vidas. (s.f. a). *Isabel Allende*. Recuperado de https://www.biografiasyvidas.com/biografia/a/allende_isabel.htm

Biografías y Vidas. (s.f. b). *Oprah Winfrey*. Recuperado de https://www.biografiasyvidas.com/biografia/w/winfrey.htm

Busca Biografías. (s.f.). *Florence Nightingale*. Recuperado de https://www.buscabiografias.com/biografia/verDetalle/7301/Florence%20Nightingale

CBDBies. (s.f.). *CBD para la menopausia*. Recuperado de https://cbdbies.com/cbd-para-la-menopausia/

Clarín. (s.f.). *Los 7 chakras y su significado en el cuerpo*. Recuperado de https://www.clarin.com/astrologia/7-chakras-cuerpo-significa

Cuerpo Mente. (s.f.). *Terapias naturales*. Recuperado de https://www.cuerpomente.com/salud-natural/terapias-naturales/

Ecología Verde. (s.f.). *Kombucha*. Recuperado de https://www.ecologiaverde.com/kombucha

Essential Science Publishing. (2006). *Aceites esenciales. Guía de referencia*. Estados Unidos de América.

Gray, M. (2016). El despertar de la energía femenina. La bendición mundial del útero y el retorno a la auténtica feminidad. Madrid: Gaia Ediciones.

Gray, M. (2010a). Las 4 fases de la Luna Roja. Cómo sacar el mejor partido a cada fase de tu ciclo menstrual. Madrid: Gaia Ediciones.

Gray, M. (2010b). *Luna Roja*. Madrid: Gaia Ediciones.

Instituto de la Menopausia. http://institutodelamenopausia.com/divulgacion/sintomas/tipos-de-menopausia

La Mente es Maravillosa. (s.f.). *Jean Shinoda Bolen: biografía de una mujer valiente y espiritual*. Recuperado de https://lamenteesmaravillosa.com/jean-shinoda-bolen-biografia-de-una-mujer-valiente-y-espiritual/

Medical News Today. (s.f.). *¿Qué es el sexo tántrico?* Recuperado de https://www.medicalnewstoday.com/articles/es/que-es-el-sexo-tantrico

Mejor con Salud. (s.f.). *Plantas medicinales*. Recuperado de https://mejorconsalud.as.com/remedios-naturales/plantas-medicinales/

Northrup, C. Dra. (2009). *La sabiduría de la menopausia*. Barcelona: Urano.

Psicología Online. (s.f. a). *Mindfulness: qué es y cómo se practica*. Recuperado de https://www.psicologia-online.com/mindfulness-que-es-y-como-se-practica-4616.html

Psicología Online. (s.f. b). *¿Qué es la risoterapia y sus beneficios?* Recuperado de https://www.psicologia-online.com/que-es-la-risoterapia-y-sus-beneficios-4795.html

Rudd, C. (2000). *Guía ilustrada de esencias florales*. Colonia: Köneman.

Salud Edomex. (s.f.). Recuperado de https://salud.edomex.gob.sv

Sator, G. (2006). Feng Shui. Descubrir y utilizar la energía del hogar. Buenos Aires: Albatros SACI.

Shar&Dom, S., & Beginski, B. (s.f.). El gran libro de los Chakras. Conocimiento y técnicas para despertar la energía interior.

Shinoda Bolen, J. (2003). *Las diosas de la mujer madura*. Barcelona: Kairós.

Sydney Natural Fertility. (s.f.). Recuperado de https://www.sydneynaturalfertility.com

Thesz, M. (2022). Nuestro útero. Un compromiso de luz en el camino espiritual de las mujeres. Argentina: Edición descargable.

Tissera, C. (2023). *Latiendo Útero Corazón* manual del taller en PDF, Argentina: No publicado.

Xataka. (s.f.). Recuperado de https://www.xataka.com/